Syed Muhammad Ali
Syed Mahmood Haider

Manifestação oral e maxilofacial da talassemia e tratamento

Syed Muhammad Ali
Syed Mahmood Haider

Manifestação oral e maxilofacial da talassemia e tratamento

ScienciaScripts

Imprint

Any brand names and product names mentioned in this book are subject to trademark, brand or patent protection and are trademarks or registered trademarks of their respective holders. The use of brand names, product names, common names, trade names, product descriptions etc. even without a particular marking in this work is in no way to be construed to mean that such names may be regarded as unrestricted in respect of trademark and brand protection legislation and could thus be used by anyone.

Cover image: www.ingimage.com

This book is a translation from the original published under ISBN 978-620-2-00685-9.

Publisher:
Sciencia Scripts
is a trademark of
Dodo Books Indian Ocean Ltd. and OmniScriptum S.R.L publishing group

120 High Road, East Finchley, London, N2 9ED, United Kingdom
Str. Armeneasca 28/1, office 1, Chisinau MD-2012, Republic of Moldova, Europe
Printed at: see last page
ISBN: 978-620-7-79317-4

ÍNDICE DE CONTEÚDOS

Capítulo 1

INTRODUÇÃO

A talassemia é uma doença sanguínea autossómica recessiva de um só gene (B-talassemia) ou de um só gene/múltiplos genes (a-talassemia), herdada geneticamente, que se distingue pela ausência total ou pela quantidade reduzida de hemoglobina.

A talassemia tem origem na palavra *thalassa* "mar" e *-emia* "sangue" [1]. Geralmente, esta doença encontra-se em países que estão perto do mar, como os países mediterrânicos. Grécia, Itália, Espanha e Turquia, etc. No entanto, esta doença pode ser encontrada em todo o mundo. Esta doença provoca a redução da hemoglobina, causando assim anemia, que é a causa principal da produção de defeitos e anomalias em vários órgãos.

O papel do sangue é muito importante no corpo humano. Desempenha funções fisiológicas muito importantes no organismo. As alterações no sangue e nas suas partes podem dever-se a vários factores, tais como ambientais, genéticos, químicos, nutricionais e a alguns organismos infecciosos que causam doenças simples ou complexas.

As doenças do sangue encontradas nos seres humanos são de vários tipos, que podem ser herdadas geneticamente ou por outras vias. Afectam vários órgãos do corpo humano e manifestam-se de muitas formas clínicas Safer *et al.* (1983)[2]. As doenças do sangue transmitidas geneticamente, como a talassemia, causam "anemia", que é responsável por malignidade e deformações complicadas em diferentes órgãos.

Definição de Talassemia

Parkin (1968) [1] definiu a talassemia como uma anemia hemolítica, geralmente presente em povos que vivem na região mediterrânica e que se deve à ocorrência de defeitos no gene dominante que sintetiza a hemoglobina. Nesta doença há produção contínua de (Hb-F) hemoglobina fetal, e formação de eritrócitos anormais e de ciclo de vida curto com baixo teor de hemoglobina.

Schnall *et al.* (2002) [3] definiram a talassemia como uma doença hereditária heterogénea, geralmente de um único gene, resultante de uma mutação no gene da globina que sintetiza total ou parcialmente a globina a ou B, resultando em hipocromia e microcitose e, nas formas graves, em anemia. Aster (2003) [4] definiu a talassemia como uma agregação heterogénea de doenças herdadas geneticamente em que ocorre uma diminuição parcial ou total da produção das cadeias de globina. (Aster,2003[4] ; Cooley & Lee 1925[5] ; Rund & Rachmilvewitz, 2005[6] e Verma *et al.,* 2011[7] definiram que a talassemia é uma doença do sangue autossómica, de gene único recessivo, que se caracteriza por quantidades reduzidas ou ausentes de síntese de hemoglobina. É muito comum na região mediterrânica [8]. Na talassemia, a hemoglobina desempenha um papel fundamental. É composta por duas cadeias de P-globina e duas cadeias de a-globina [8]. Nos doentes que sofrem de talassemia, o defeito ocorre na cadeia de globina a ou P, o que produz glóbulos vermelhos anormais [5].

Tipo de talassemia

Com base na cadeia de globina, Schnall *et al.* (2002) [^{3}] classificaram a talassemia em 4 grupos.

1. a- talassemia

globina a parcialmente produzida (talassemia a+)

uma globina totalmente não produzida (uma° talassemia)

2. p- Talassemia

Globina P parcialmente produzida (talassemia P+)

A globina P não é totalmente produzida (p° talassemia)

3. y p-talassemia

As globinas y e P são parcialmente produzidas ou não são produzidas

4. Persistência hereditária da hemoglobina fetal.

Nestas condições, a hemoglobina fetal avaliada é produzida e persiste na vida adulta.

Classificação clínica e genética da talassemia Aster (2003)

Clínica Nomenclatura	Genótipo	Doença	Genética molecular
P -Talassemia Talassemia major	Homozigótico p° Talassemia (p° / p°); homozigótico P+ talassemia (P+/p+)	Grave, requer transfusões de sangue regularmente	Raramente deleções de genes em p /p°° Defeitos no processo de transcrição ou tradução do RNA mensageiro da P-globina
Talassemia minor	P° /P+	Assintomática com anemia ligeira ou inexistente; observam-se anomalias nas hemácias.	
a Talassemia Transportador silencioso	a/aa	Assintomático, não Anomalia das hemácias	
aTalassemia traço	a/aa (asiático) ; -a/ -a (negro africano)	Assintomático ; Como Thlassemia minor	Principalmente a deleção de genes
Doença de HbH	-/ -a	Anemia grave tetrâmeros de P- globina (HbH) formada nas hemácias	
Hidropisia fetal	-/ -	Letal no útero	

Beta (P) Talassemia

É a doença sanguínea hereditária mais comum e mais disseminada. É devida a uma mutação no gene HB P localizado no cromossoma autossómico n.º 11. A intensidade da doença é determinada pela natureza da mutação e está subdividida em três subclasses.

(I) **Talassemia minor** (II) **Talassemia intermedia** (III) **Talassemia major**

A quantidade de a-globina determina a intensidade da doença. Devido à mutação, a modificação da atividade metabólica do gene ocorre como p⁰ , em que a formação das cadeias de p-globina está totalmente ausente ((P7 p⁰) talassemia major). É o tipo mais grave de P-talassemia ou (p⁰ /p+), nesta forma as cadeias P são parcialmente formadas (P-talassemia intermedia) ou (P+/P+) as cadeias de P-globina são parcialmente produzidas, menos do que nas pessoas saudáveis mas mais do que na talassemia intermedia (talassemia minor). Em todas as subclasses de talassemia, a hemoglobina não forma um tetrâmero e, por conseguinte, a globina adicional liga-se às membranas dos glóbulos vermelhos, destruindo-as. Para além disso, em concentrações mais elevadas, forma-se um composto tóxico[8, 9 10, 11, 12, 13]

Alfa (a) - Talassemia:-

Esta é também uma talassemia comum em todo o mundo. Esta doença é controlada pelos genes HB a₁ e HBa₂ no cromossoma n.º 16 em dois <u>loci genéticos</u> diferentes com quatro alelos. Devido a uma mutação num gene/genes₁ ou₂ ou a uma deleção de um gene, a produção de a-globina diminui e, em última análise, aumenta as cadeias P nos adultos e as cadeias y nos recém-nascidos (HBF,

Hemoglobina fetal). Cadeias extras de P-globina formam tetrâmeros, que não são um composto estável.

(designada por hemoglobina H ou HbH de 4 cadeias p), que não tem uma dissociação normal do oxigénio
curvas [16, 15, 14, 5]

Delta (S) Talassemia: -

97% da hemoglobina adulta é composta pelas cadeias a- globina e P- globina, enquanto que cerca de 3% da hemoglobina adulta é composta pelas cadeias a- globina e S- globina. As mutações no gene S afectam a atividade de síntese deste gene para produzir cadeias S[16] .

Talassemia em associação com outras hemoglobinopatias

A talassemia e outras hemoglobinopatias podem coexistir. As mais comuns são as seguintes.

Talassemia/Hemoglobina E

A hemoglobina E (como Hb E ou HbE) é uma hemoglobina anormal em que o ácido glutâmico é substituído por lisina na posição 6ᵗʰ da cadeia da P-globina. Clinicamente, é idêntica à talassemia intermédia e à P-talassemia major. É comum no Sudeste Asiático, especialmente na Tailândia, Camboja, algumas partes da Índia, Bangladesh, Srilanka e Paquistão [8, 1[7,] 18].

2) Talassemia / Hemoglobina S

A hemoglobina S difere da hemoglobina A normal do adulto pela alteração da valina pela glutamina na 6ª posição da cadeia beta da globina. Clinicamente, é semelhante à anemia falciforme com esplenomegalia, geralmente encontrada em África e nos países mediterrânicos.

3) Talassemia /Hemoglobina C:

A hemoglobina C (Hb C ou HbC) é uma hemoglobina anormal em que o ácido glutâmico é substituído por lisina na 6ª posição da cadeia da P-globina e reduz a plasticidade normal das hemácias. A hemoglobina C / talassemia major (p°) produz uma anemia hemolítica ligeira. A hemoglobina C/p+ talassemia produz uma doença ligeira, comum nas populações africanas e mediterrânicas [16]

Sinónimos de Talassemia

Na história da talassemia, muitas palavras foram utilizadas como sinónimos. Por exemplo, anemia de Cooley, anemia mediterrânica, heptocitose hereditária, síndrome das células alvo-ovais [1]. Do mesmo modo, para a talassemia homozigótica recessiva, utilizava-se "anemia de Cooley e talassemia major", enquanto para a talassemia heterozigótica se utilizava "talassemia minor ou síndrome de Rietti-Greppi-Micheli e talassemia minima". [1, 1[6,] 19].

Capítulo 2

Revisão da literatura /uma breve história da talassemia

O termo "Anemia infantum pseudoleucamica" foi utilizado pela primeira vez por Von Jakschin (1889)[20] para uma anemia em que a esplenomegalia e a leucocitose eram muito proeminentes. Mais tarde, Jaksch Hayem-Luzet descreveu-a com mais pormenor e, após os nomes dos autores, é designada por "anemia de Jaksch Hayem-Luzet"[21]. Cooley e Lee (1925)[5] publicaram um artigo no qual relatavam cinco crianças de origem Ataliana com anemia do tipo de Von Jaksch (1989), as hemácias no sangue periférico eram abundantes e tinham núcleo e também mencionavam que as crianças tinham rostos Mangolianos devido ao aumento dos ossos maxilofaciais e cranianos. Rietti (1925)[22] foi o primeiro a descrever a iterícia hemolítica primária. (Cooley, 1927, 1928)[23, 24] refinou ainda mais o conceito de anemia eritroblástica (caracterizada pela presença de um grande número de glóbulos vermelhos nucleados) normoblastos e eritroblastos no sangue periférico. Whipple e Bradford (1932)[25] utilizaram pela primeira vez o termo talassemia para designar a anemia de Cooley e apresentaram um relatório completo do exame post-mortem de um doente com anemia de Cooley, salientando que a deposição de pigmentos em vários órgãos também ocorria devido a esta doença. Lehndroff (1936)[26] salientou que a talassemia é uma doença transmitida geneticamente e que estava confinada a determinadas famílias. Caffy (1937)[27] era da opinião de que os doentes com talassemia ligeira podem viver até à idade adulta e que a doença é transmitida pelos doentes aos seus descendentes. Nittis e Spilopulos (1937)[28] revelaram a semelhança entre a anemia eritroblástica e a malária crónica ou congénita. Caminopeteros (1938)[29], sugeriu que a hereditariedade era regida pelas leis mendalianas da hereditariedade e propôs também a existência de um portador genético, o que foi apoiado por testes de sangue e de fragilidade e por alterações radiográficas ligeiras. Valentine & Neel (1944)[30] propuseram que a talassemia é uma doença genética e sugeriram um esquema de transmissão da forma grave da anemia de Cooley e cunharam os termos "talassemia major e talassemia minor". Halstead (1970)[31] referiu que Thoma *et al.*, 1944; e Novak, (1944) concluíram, a partir da revisão da literatura de estudos dentários, que ocorrem alterações radiográficas na talassemia. Vecchio (1948)[32] foi o primeiro a descrever o aumento da hemoglobina de resistência aos álcalis em pacientes talassémicos e, além disso, também demonstrou a presença de hemoglobina fetal na talassemia. Sheets & Degowin (1950)[33] realizaram estudos com contagens de eritrócitos aglutináveis e análise do mecanismo da anemia de Cooley (este texto foi apresentado na reunião da American Society for clinical investigation em Atlantic city, N. J., em 2 de maio de 1949). Kalpan e Zuelzer (1950)[34] demonstraram que o tempo de vida dos eritrócitos diminuía em doentes com talassemia major e minor. Sturgeon *et al.* (1952)[35] demonstraram que a anemia hemolítica crónica estava associada à talassemia e ao traço falciforme. Smith *et al.* (1955)[36] realizaram estudos sobre a anemia mediterrânica (sanemia de Cooley) e estudaram também os aspectos clínicos e hematopoiéticos da esplenectomia, com especial referência à síntese de hemoglobina fetal. Sturgeon et al. (1955a)[37] referiram que a anemia hemolítica crónica estava associada à talassemia e ao traço falciforme. Sturgeon *et al.* (1955)[38] descreveram tipos intermédios de talassemia e estudaram os aspectos clínicos, genéticos e bioquímicos do tipo intermédio da anemia de Cooley. Hammond *et al.* (1964)[39] salientaram que Kunkel e Wallenius (1955) registaram uma percentagem elevada de hemoglobina A_2 na talassemia major. Kunkel *et al.* (1957)[40] estudaram sangue com pequenas partes básicas de hemoglobina em pacientes talassémicos e normais. Sturgeon & Finch (1957)[41] relataram que em pacientes com talassemia major, a medula óssea gasta extremamente para a produção de mais hemácias para compensar a perda causada pela talassemia. Itano (1957)[42] revelou que a mutação causa alteração na síntese normal de globinas. Chernoff (1959)[43] em um artigo de revisão discute a distribuição do gene da talassemia em todo o mundo. Sturgeon *et al.* (1960)[44] revelaram que, durante os últimos vinte anos, foram registados vários tipos de talassemia, mas a a-talassemia e a P-talassemia são as mais comuns. Itano & Pouling (1961)[45] estudaram a talassemia e a hemoglobina humana anormal. Kaplan *et al.* (1964)[46] estudaram cinquenta casos de anemia de Cooley e descreveram os achados dentários e orais. Nathan e Gunn (1966)[47] descreveram o resultado da síntese desequilibrada de hemoglobina na talassemia. Dauphinee & Langley (1967)[48] realizaram pesquisas sobre a talassemia no Canadá. Roy *et al.* (1971)[49] descreveram as alterações radiológicas dos ossos em 50 pacientes talassémicos. Hamilton *et al.* (1971)[50] descreveram a doença adquirida da hemoglobina H. Lodish e Jacobsen (1972)[51] efectuaram investigações sobre a regulação da síntese da hemoglobina e a formação de cadeias iguais de a- e P-globina. Kan (1977)[52] identificou o defeito não delecional na a-talassemia. Parfrey *et al.* (1981)[53] trabalharam na prevenção da sobrecarga de ferro na P-talassemia minor. Angastiniotis & Havejiminas (1981)[54] efectuaram investigação sobre a talassemia em Chipre. Agarwal & Mehta (1982)[55] estudaram a análise genotípica de síndromes talassémicos sintomáticos. Chouhan (1983)[56] também estudou síndromes de talassemia na Índia. Mahaveik *et al.* (1986)[57] descreveram o teste osmótico de fragilidade em tubo único utilizado para o rastreio de portadores de talassemia. White *et al.* (1986)[58] estudaram o estado do ferro no traço de a- e P-talassemia. Mehta e Pandya (1987)[59] observaram o estado do ferro de portadores de P-talassemia na Índia. Fessas (1987)[60] efectuou a medida preventiva na Grécia para a hemoglobina S e a talassemia. Masera et al. (1990)[61] realizaram uma investigação sobre o apoio psicossocial a doentes com talassemia major, Spirito *et al.* (1990)[62] realizaram uma investigação sobre anomalias diastólicas restritivas encontradas em doentes com talassemia P major utilizando ecocardiografia Doppler. Sangani *et al.* (1990)[63] trabalharam sobre a talassemia em Mombay, na Índia, e o papel da genética médica nos países em desenvolvimento. Sharma *et al.* (1990)[64] trabalharam a utilização de desferrioxamina como quelação de ferro na talassemia. Varaswala *et al.* (1991)[65] estudaram o espetro das mutações da talassemia-P no subcontinente indiano e paquistanês. Marwah e Lal (1994)[66] actualizaram a situação das hemoglobinopatias na Índia. Ghazi Omar e Tadmouri (1994)[67] estudaram a P-talassemia na Turquia. Naveed (1995)[68] efectuou uma investigação sobre a caraterização clínica, bioquímica e molecular da talassemia em Uttar Pradesh, na Índia. Balgir (1995)[69] trabalhou no perfil clínico e hematológico de casos de doença falciforme na Índia. Xu *et al.* (1996)[70] realizaram uma pesquisa sobre a triagem pré-natal e fetal. Fuchas *et al.* (1996)[71] trabalharam no diagnóstico da P-talassemia numa população chinesa e descobriram o efeito dos factores nutricionais na talassemia major. Dumars *et al.* (1996)[72] escreveram um guia prático para o diagnóstico da talassemia. Kumar *et al.* em (1997)[73] efectuaram uma investigação sobre uma gravidez bem sucedida na P-talassemia major. Drew e Sach (1997)[74] trabalharam na gestão da deformidade facial esquelética devida à talassemia. Agarwal *et al.* (1997)[75] efectuaram uma investigação sobre a hemoglobina E da P-talassemia em Uttar Pradesh, na Índia. Choudhry *et al.* (1997)[76] estudaram o efeito da terapia com hidroxiureia na estrutura hematológica de crianças talassémicas multitransfundidas. Low (1997)[77] efectuou uma investigação sobre anomalias hormonais e de crescimento em doentes com talassemia-P não tratados e tratados. Laopodis *et al.* (1998)[78] efectuaram esplenectomia laparoscópica em doentes com P-talassemia major e discutiram também os seus méritos e deméritos. Kor-anantakul *et al.* (1998)[79] descreveram um teste de despistagem simples para a deteção de talassemia heterozigótica, o que foi mencionado por Thool *et al.* (1998)[80] . Shah *et al. (1999)*[81] descreveram as tendências actuais para o tratamento da P-talassemia. Maheswari *et al.* (1999)[82] efectuaram o diagnóstico pré-natal e o rastreio de portadores de P-talassemia. El-Hazmi e Warsy (1999)[83] estudaram os genes das células falciformes e da talassemia na Arábia Saudita. Os progressos na biologia molecular e na genética também atraíram os cientistas para investigarem e concentrarem a sua atenção na cura da síndrome da talassemia. Birgens (2000)[84] descreveu as hemoglobinopatias e o problema de saúde crescente nos países nórdicos. Maram *et al.*(2000)[85] descreveram o teste de rastreio de fragilidade osmótica com concentrações salinas variáveis, para detetar o traço de talassemia, e também mencionaram a sua eficiência. Cappellini *et al.* (2000)[86] descreveram o tromboembolismo venoso e a percoagulabilidade em pacientes esplenectomizados com talassemia intermediária. Agha (2000)[87] avaliou as anomalias maxilofaciais na P-talassemia major no Irão. Ahmed *et al.* (2000)[88] estudaram o diagnóstico pré-natal da P-talassemia no Paquistão. Wild e Bain (2001)[89] investigaram a hemoglobina anormal e a talassemia. Rachmilewitz e Schrier (2001)[90] observaram a fisiopatologia da P-talassemia, distúrbios da hemoglobina. Bernini (2001)[91] descreveu a distribuição geográfica da talassemia Ahmed *et al.* (2002)[92] efectuaram testes de portadores de talassemia em adultos paquistaneses para avaliar comportamentos, conhecimentos e atitudes. Tabatabei *et al.* (2003)[93] efectuaram um estudo multicêntrico em Theran e observaram as complicações metabólicas e endócrinas na P-talassemia major. Yi Kong *et al.*, (2004)[94] observaram que a perda da proteína estabilizadora da a-hemoglobina prejudica a eritropoiese e agrava a P-talassemia. Jamal (2004)[95] calculou o peso da talassemia na Malásia. Cunningham *et al.* (2004)[96] trabalharam na América do Norte sobre as complicações da P-talassemia major. Rahman e Lodhi (2004)[97] estudaram as perspectivas e o futuro da gestão conservadora da talassemia major num país em desenvolvimento (Paquistão). Majid *et al.* (2004)[98] estudaram 14 doentes com talassemia major submetidos a esplenectomia; nenhum deles necessitou de mais do que uma transfusão de sangue. No entanto, 9 doentes tiveram problemas de infeção e apenas um sangrou através do dreno abdominal durante a operação, mas foi tratado com um penso de pressão. Geralmente, a esplenectomia é efectuada para diminuir a transfusão de sangue, a sobrecarga de ferro e a rutura espontânea dos vasos sanguíneos. Leung *et al.* (2005)[99] estudaram o rastreio da talassemia na gravidez. Hahalis *et al.* (2005)[100] estudaram a insuficiência cardíaca na doença P-talassémica. Panigrahi *et al.* (2005)[101] efectuaram a análise do sangue do cordão umbilical para o diagnóstico pré-natal da talassemia major e da hemofilia. Baig *et al.* (2005)[102] descreveram a caraterização molecular das mutações que causam a P-talassemia em Faisalabad, Paquistão, utilizando o sistema de mutação refractária à amplificação. (Baig *et al.*, 2006[17] ; Walter *et al.*, 2006)[103] observaram o stress oxidativo e a inflamação em doentes com sobrecarga de ferro com P-talassemia ou doença falciforme. Piga *et al.* (2006)[104] efectuaram ensaios de fase II aleatórios de deferasirox ou deferoxamina em comparação com a deferoxamina em doentes com talassemia com sobrecarga de ferro transfusional. Atika *et al.* (2006)[105] realizaram uma investigação sobre a carga psicossocial na talassemia. Pennell *et al.* (2006)[106] efectuaram o ensaio controlado de deferiprona ou deferoxamina em doentes com talassemia P major com siderose miocárdica assintomática. Abdalla (2006)[107] efectuou uma investigação sobre o desenvolvimento dentário em doentes com talassemia major. Eshghi *et al.* (2007)[108] estudaram o crescimento e o efeito dos oligoelementos em doentes com talassemia. Rajendran e Sivapathasundaram (2007)[109] trabalharam em doenças do sangue e dos órgãos formadores de sangue. Cohen *et al.* (2008)[110] descobriram a relação entre a ingestão de ferro por transfusão e a terapia de quelação na P-talassemia major. Leonardi *et al.* (2008)[111] estudaram a relação entre a estimativa do ferro do miocárdio por ressonância magnética e a função sistólica e diastólica do ventrículo esquerdo na talassemia. Elena *et al.* (2009)[112] descobriram a doença causada por *Pseudoxanthomas elasticum* e talassemia. Somchai *et al.* (2009)[113] estudaram mães talassémicas e os seus bebés. Wood *et al.* (2010)[114] estudaram o efeito do deferasirox no ferro cardíaco na talassemia major e o seu impacto nas reservas corporais totais de ferro. Wood e Noetzli (2010)[115] realizaram uma investigação sobre a ressonância magnética cardiovascular na talassemia major. Ruffo *et al.* (2010)[116] estudaram a terapêutica de quelação a longo prazo com deferasirox e calcularam os efeitos da sobrecarga de ferro cardíaco medida por RMN T2. Abolfazl *et al.* (2010)[117] efectuaram uma investigação sobre o estado do zinco e do cobre em crianças com talassemia major. Mohammad *et al.* (2010)[118] descobriram a frequência do traço e do portador de talassemia P em Gorgan, no Irão. Bijayini *et al.* (2010)[119] efectuaram o rastreio da talassemia e das hemoglobinopatias no Canadá. James *et al.* (2010)[120] estudaram a concentração elevada de monóxido de carbono exalado nas hemoglobinopatias e a sua relação com a terapia de transfusão de glóbulos vermelhos. Hira *et al.* (2011)[121] trabalharam as complicações em pacientes com talassemia devido à transfusão de sangue. Thompson *et al.* (2011)[122] investigaram a aloimunização de glóbulos vermelhos numa população diversificada de doentes com talassemia transfundidos.

Abdelmohsen (2011)[123] estudou a concentração de monóxido de carbono exalado na P-talassemia e a sua relação com a terapia de transfusão de glóbulos vermelhos em peadiatria.Cappellini *et al.* (2011)[124] trabalharam na quelação de ferro com deferasirox em pacientes adultos e peadiatras com talassemia. Usman (2011)[125] realizou um estudo populacional sobre factores moleculares e sociais na propagação do gene da P-talassemia no Paquistão. Ansari *et al.* (2011)[126] efectuaram uma investigação sobre a epidemiologia molecular da P-talassemia no Paquistão para obter implicações. Tahir *et al.* (2011) [127] realizaram uma investigação sobre complicações em doentes talassémicos que recebem transfusão de sangue. Arica *et al.* (2012)[128] efectuaram o rastreio de hemoglobinopatias durante um período de seis anos na Turquia. Fabrice *et al.* (2012)[129] descreveram os modificadores genéticos da P-talassemia e a gravidade clínica avaliada pela idade da primeira transfusão. Marion et al. (2012)[130] estudaram a deleção da talassemia num doente grego com doença HbH e traço de P-talassemia. Yixuan *et al.* (2012)[131] estudaram a correção genética de células iPS específicas de doentes com P-talassemia e a sua utilização para melhorar a produção de hemoglobina em ratinhos SCID irradiados. Basavrajdama (2012)[132] realizou um inquérito de investigação no Distrito (M.S.) da Índia. Aziz *et al.* (2012)[133] trabalharam sobre os problemas psicológicos dos pais paquistaneses de crianças talassémicas num estudo transversal realizado em Bahawalpur, Paquistão. Ghodekar (2014)[134] efectuou um estudo de revisão sobre a talassemia na Índia. Haider e Ali (2015)[135] realizaram um estudo de revisão sobre manifestações orais e maxilofaciais na talassemia no Paquistão. Zaheer *et al.* (2015)[136] realizaram um estudo em Peshawar, Paquistão, no qual tentaram descobrir a pressão psicológica sobre as famílias que têm doentes talassémicos. A pressão psicológica foi considerada mais intensa nas zonas rurais do que nas zonas urbanas. Saeed e Paracha (2016)[137] no seu artigo de revisão discutiram o impacto dos casamentos consanguíneos na talassemia e mencionaram a sua prevalência em diferentes países. No subcontinente indiano e na China, na Ásia Central, na Europa do Sul (também conhecida como Norte do Mediterrâneo) e na região árabe, as taxas de portadores de talassemia eram de aproximadamente 1% - 40%, 4% - 10%, 1% -19% e 3%, respetivamente. No Paquistão, o número anual de crianças nascidas com talassemia beta é o mais elevado em comparação com outros países da região do Mediterrâneo Oriental. Yasmeen, *et al.* (2016)[138] descreveram a caraterização molecular do gene da globina-P em doentes com talassemia, revelando mutações raras e novas na população paquistanesa. Jehangir *et al.* (2016)] [139]efectuaram uma investigação sobre o impacto da consanguinidade na saúde numa população altamente endogâmica no distrito de Buneer, Khyber Pakhtunkhwa, Paquistão. Waheed *et al.* (2016)[140] efectuaram o rastreio da P-talassemia nas Maldivas e este é muito elevado (16-18 %). Fawad *et al.* (2016)[141] realizaram um estudo no distrito de Mardan de KPK, Paquistão, sobre a incidência de infeção ativa pelo VHC entre os dadores de sangue do distrito de Mardan, Paquistão.

Um total de 5318 dadores de sangue foram inspeccionados quanto à presença de anticorpos anti-HCV e HCV-RNA utilizando ICT (teste imuno-cromatográfico), ELISA e RT-PCR no Complexo Médico de Mardan (MMC), Mardan. Destes, 157 (2,95%) foram positivos por ICT, 60 (1,12%) por ELISA e 56 (1,05%) por ARN-VHC. A frequência de infecciosidade ativa do VHC entre os dadores de sangue do distrito de Mardan, KPK Paquistão, foi de 1,05%. Sultan *et al.* (2016)[142] realizaram marcadores bioquímicos de renovação óssea em pacientes com P-talassemia major: Um estudo de centro único do sul do Paquistão, o estudo baseado em 36 pacientes com P-talassemia maior, dentre eles havia 17 homens e 19 mulheres com idade média de 12,56 ± 5,9 anos. A hipocalcemia e a hipofosfatemia foram observadas em 66,6% e 19,4%, respetivamente, enquanto a deficiência de vitamina D estava presente em 72,2% das crianças e adolescentes talassémicos. O hipoparatiroidismo foi observado em 13,8%, enquanto o hiperparatiroidismo foi detectado em 8,3% dos doentes. Shakeel *et al.* (2016)[143] investigaram a heterogeneidade molecular da doença P-talassémica no distrito de Charsadda do Paquistão. Este estudo tem como objetivo investigar as anomalias moleculares comuns da doença P-talassémica no distrito de Charsadda, Khyber Pakhtunkhwa, e registou seis mutações conhecidas (IVS-1-5, FSC 8/9, CD 41/42, IVS-1-1, CD 15 e FSC-5) que representam cerca de 90% do total de genes da P-talassémia neste país. Entre as mutações registadas, o IVS 1-5 foi o gene da talassemia-P mais prevalente em doentes pertencentes ao distrito de Charsadda. Waheed *et al.* (2016)[144] realizaram uma investigação sobre a vigilância de reacções transfusionais adversas em doentes com talassemia multitransfundidos em Mirpur, Azad Jammu e Caxemira, Paquistão, e descobriram que, de 2 193 transfusões, 577 (26,3%) sofreram reacções transfusionais imediatas/agudas. As reacções mais comuns foram as FNHTR seguidas de reacções alérgicas. Ishfaq *et al.* (2016)[145] efectuaram um estudo sobre os conhecimentos dos pais de crianças com talassemia. No Centro de Talassemia do Hospital Pediátrico e do Instituto de Saúde Infantil de Multan, no Paquistão, durante um ano (1 de janeiro de 2015 a 30 de julho de 2015), os pais tinham antecedentes étnicos. O rendimento mensal de sessenta e três por cento dos pais era inferior a 10 000 rupias. Apenas 50% dos pais tinham conhecimento de que a talassemia é uma doença hereditária. Conclui-se que o conhecimento dos pais sobre as doenças da talassemia é muito fraco. Khalil *et al.(2016)[146] efectuaram um estudo em

Rawalpindi, Paquistão, sobre o estado da hepatite B e C em doentes com talassemia major. Dos 80 doentes, 45 (56%) eram do sexo masculino e 35 (44%) do sexo feminino. Observou-se que os doentes com um maior número de transfusões de sangue por ano eram mais positivos para o VHC do que os que tinham menos transfusões de sangue, com um valor de p de 0. Ahmad *et al.* (2016)[147] realizaram uma investigação sobre a incidência de portadores de P-talassemia em Muzaffarabad, Azad Jammu e Caxemira e revelaram que a incidência do traço de talassemia é de 5,6% e que o traço de P-talassemia está presente em quase todos os grupos étnicos. Zahid *et al.* (2016)[148] realizaram uma investigação sobre a avaliação de cinco índices discriminatórios para distinguir o traço de P-Talassemia da anemia por deficiência de ferro. Faruqi *et al.* (2016)[149] realizaram uma investigação sobre a avaliação dos parâmetros QT em doentes com talassemia major com sobrecarga de ferro no Paquistão. Jameel *et al.* (2016)[150] realizaram uma investigação sobre o comprometimento da qualidade de vida em crianças com talassemia major em contexto não urbano num país em desenvolvimento (em Kasur, perto de Lahore, Paquistão).

Ali *et al.* (2016)[151] realizaram este estudo no banco de sangue Hussaini e no Instituto de Hematologia em Karachi, Paquistão, em 50 pacientes talassémicos para verificar o efeito da talassemia no componente oral e maxilofacial através de exame clínico e calcularam a sua percentagem.As características mais proeminentes registadas foram a presença de bossas frontais em 54% dos casos; bossas parietais em 88%; ponte nasal deprimida em 70%; palidez da mucosa oral em 84%; pigmentação intra-oral em 88%; inclinação dos dentes em 26%; gengivite em 82% e mamelon em 22%. Ali *et al.* (2017)[152] realizaram este estudo no banco de sangue Husaini e no Instituto de Hematologia em Karachi, Paquistão, em 50 pacientes talassémicos P para ver o efeito da talassemia nos órgãos orais e maxilofaciais através de exames clínicos e radiológicos e calcularam a sua percentagem.

Etiologia da talassemia

A etiologia é o estudo da causa ou origem da doença. Esta palavra deriva da palavra grega

Arnokoyta, aitiologia, "sentido para (arna, aitia, "causa"; e -koyta, -logia "ciência";).

A palavra talassemia tem a sua raiz na palavra grega *thalassa* (mar) e *-emia* (sangue)[1] . A doença é comum nos povos que vivem na região geográfica mediterrânica. A talassemia é uma doença hereditária autossómica do sangue e pode ser descrita simplesmente como a incapacidade do organismo para produzir uma quantidade suficiente de hemoglobina nas hemácias, provocando anemia, que causa fadiga, esplenomegalia, aumento dos ossos do corpo, do crânio e da face.

Cooley & lee 1925)[5] consideraram que a talassemia não era basicamente hemolítica, mas sim uma doença de formação e desenvolvimento anormal de células sanguíneas no embrião (hematopoiese devido a um erro fisiológico) que também afectava a maturação dos ossos.Wipple e Bradford

(1932)[25] consideraram que a talassemia pode ser devida a um defeito ou deficiência metabólica hereditária, considerando-a como a falta de um fator vital que se encontra na anemia perniciosa (anemia por deficiência de vitamina B_{12}). Lehndorff 1936[26] era da opinião de que o defeito se devia a uma mutação que afectava a medula óssea, produzindo glóbulos vermelhos anormais. Nittis e Spiliopulos (1937)[28] consideraram que a anemia mediterrânica pode ser um tipo de malária e descreveram um relatório de tratamento de oito crianças talassémicas com quinino, revelando que, após três meses, todos os doentes apresentavam melhorias clínicas e hematológicas. Caminopetros (1937)[29] observou que a infeção malárica durante a anemia mediterrânica era responsável pelo alívio de muitos dos sintomas da talassemia. Walsman e Dickste em (1946)[21] salientaram que Smith (1942) estudou membros de 16 famílias que sofriam de talassemia sem história de malária. Damashek (1943)[153] descreveu que o defeito da síntese de hemoglobina ocorre no citoplasma dos glóbulos vermelhos nucleados da medula óssea. Walsman e Dickstein, (1946)[21] mencionaram que Eawdry (1944) efectuou estudos sobre doentes talassémicos da Grécia e de Chipre, e foi de opinião que a malária não tem qualquer papel na causa da talassemia. Walsman e Dickstein (1946)[21] salientaram ainda que Cooley (1945) considerava que o defeito de baixa produção de glóbulos vermelhos na medula óssea se devia a uma estimulação prolongada (hiperplasia) ou a outros factores. Valentine e Neel (1944)[30] cunharam o termo "talassemia major" e "talassemia minor" e efectuaram uma extensa investigação sobre a talassemia, tendo também utilizado dados de outros trabalhadores para análise, e chegaram à conclusão de que a deficiência de ferro não é a causa da anemia mediterrânica, mas sim uma doença herdada geneticamente e que, devido a esta, o corpo não pode utilizar ou sintetizar alguma substância essencial para a eritropoiese normal e, na forma grave da doença, esta deficiência é maior do que na forma mais ligeira.

Fisiopatologia da Talassemia:

A fisiopatologia é um ramo da ciência que se ocupa da função desordenada da doença ou das alterações funcionais que acompanham uma determinada doença. Quimicamente, a hemoglobina é composta por quatro cadeias proteicas, duas cadeias de globina P e duas cadeias de globina A, dispostas num hetero-tetrâmero. Na talassemia, os doentes apresentam uma cadeia de globina P ou a defeituosa (enquanto na doença das células falciformes é produzida uma forma mutante específica de globina P, que é responsável pela produção de glóbulos vermelhos anormais em forma de foice).

Classificação da talassemia com base na alteração da cadeia da molécula de hemoglobina. Na a-talassemia, a produção da cadeia da globina a é afetada, enquanto na P-talassemia a produção da cadeia da globina P é afetada. A atividade da cadeia de globina P é controlada por um único gene presente no cromossoma n.º 11. A redução varia entre uma redução parcial e a não produção completa de globina P. Se a p-globina for parcialmente produzida, a talassemia é designada por talassemia P+ e se a p-globina não for totalmente produzida, a talassemia é designada por talassemia P°[154] . No entanto, a atividade das cadeias de globina é regulada por dois genes estreitamente ligados no cromossoma n.º 16. Assim, numa pessoa normal com duas cópias de cada cromossoma, existem dois loci que codificam a cadeia P e quatro loci que codificam a cadeia. A deleção de um dos locus é geralmente encontrada na população de África e da Ásia e é responsável pela a-talassemia. A P-talassemia é também comum em África, Grécia, Itália, Ásia, Europa, América e Austrália[154,155] . Bannerman *et al.* (1959)[156] referiram pela primeira vez que na talassemia ocorre um defeito na síntese da hemoglobina. Wickrmasinghe (1986)[154] referiu que a não produção total ou a produção parcial da cadeia de P-globina provoca uma baixa produção de hemoglobina adulta, o que afecta diretamente a morfologia fisiológica das hemácias, que se tornam hipocromáticas e microcíticas. Geralmente, na P-talassemia, o nível de HbA2 (delta $_{52/Alpha}$ a$_2$) está aumentado devido ao emparelhamento das cadeias delta com a cadeia extra a livre. As cadeias delta no sangue de adultos são apenas 2,5-3%, devido à capacidade fisiológica limitada do gene delta (5) para produzir cadeias delta, enquanto as restantes cadeias a se precipitam nas células, funcionam como corpo estranho, perturbam a divisão celular normal e danificam e destroem a membrana das hemácias[154] . A mutação também afecta o gene gama e, assim, são produzidas mais cadeias gama que também reagem com cadeias a livres e formam HbF. A talassemia com elevação de ambas as hemoglobinas (Hb a$_2$ e HbF) é rara. Na P-talassemia major grave, os genes p são completamente incapazes de produzir cadeias P. Assim, há abundância de cadeias a livres, que não só danificam as células, mas também destroem as hemácias e os precursores de hemácias na medula óssea.

Fisiopatologia celular da talassemia:

A fisiopatologia celular é o ramo da ciência que se ocupa da função desordenada da doença ou das alterações funcionais que acompanham uma determinada doença a nível celular. Nos vários tipos de talassemia, a deposição excessiva de globinas varia em tipo e quantidade e os seus efeitos também são diferentes. Na P-talassemia, as cadeias a extra, que não são utilizadas na formação de tetrâmeros de Hb, depositam-se no precursor das hemácias e causam vários tipos de manifestações que aparecem, de alguma forma, em todos os tipos de doenças da P-talassemia. A situação na a-talassemia é bastante diferente da da P-talassemia: antes do nascimento, as cadeias de globina y estão em excesso e, mais tarde, após o nascimento em crianças e também em adultos, as cadeias P estão em excesso. Ambas podem formar tetrâmeros instáveis, têm a capacidade de produzir moléculas de Hb solúveis (Bart, 4 "cadeias de globina y" e H, "4 cadeias de globina P").

A diferença básica entre a a-talassemia e a P-talassemia são os responsáveis e a sua manifestação clínica e intensidade [154]. As cadeias de a-globina livres depositadas nos precursores de hemácias são insolúveis e reagem com a membrana, causando danos a ela, além de perturbar a divisão celular e causar destruição excessiva dos precursores de hemácias intra-medulares. Além disso, as células sobreviventes que chegam ao sangue periférico com excesso de cadeias de a- globina também sofrem hemólise, pelo que tanto a hemólise como a eritropoiese ineficaz são responsáveis pela anemia nos doentes com talassemia-P. No entanto, também é importante mencionar que algumas hemácias são capazes de produzir cadeias y, que são capazes de se emparelhar com algumas das cadeias a excessivas e, assim, produzir HbF, o que é benéfico na medida em que se ligam a algumas das cadeias a excessivas e reduzem os sintomas da doença, pelo que é um mecanismo alternativo para produzir HBF em doentes com talassemia-P para proteger as hemácias.O excesso de HbF aumenta a afinidade pelo oxigénio, desenvolvendo-se assim uma deficiência na quantidade de oxigénio para os tecidos (hipoxia) que, juntamente com a anemia profunda, estimula a produção de eritropoietina, o que resulta numa expansão grave da massa eritroide ineficaz com expansão e anomalias ósseas graves. Além disso, a absorção de ferro e a sua taxa metabólica aumentam, pelo que os sintomas da doença se tornam mais nítidos e podem ser observados clinicamente e também em testes laboratoriais. As hemácias anormais são processadas pelo baço e, devido ao excesso de trabalho, resultam num aumento maciço do baço (esplenomegalia), levando ao hiperesplenismo. No entanto, através de transfusões sanguíneas regulares, o processo de expansão da medula óssea e a esplenomagalia podem ser alterados, mas as transfusões sanguíneas múltiplas também provocam uma sobrecarga de ferro no organismo, o que também causa várias anomalias em vários órgãos. Esta situação pode ser controlada através da administração de terapêutica quelante do ferro. A maior parte do ferro não heme em indivíduos saudáveis está fortemente ligado à sua proteína transportadora, a transferrina. Em situações de sobrecarga de ferro, como na talassemia grave, a transferrina fica saturada e encontra-se ferro livre no plasma, o que é prejudicial, uma vez que fornece o material para a produção de hidróxido e, além disso, acumula-se em vários órgãos, como o coração, as glândulas endócrinas e o fígado, provocando danos significativos nestes órgãos.

Certos modificadores podem resultar no desenvolvimento de tipos mais ligeiros de talassemia. Espera-se que os factores que podem reduzir o grau de desequilíbrio da cadeia de globina modifiquem a gravidade dos sintomas: a co-hereditariedade da a-talassemia, a presença de um nível mais elevado de HbF ou a presença de uma mutação ligeira da talassemia, todos eles tipicamente melhoram os sintomas da talassemia [154]

Epidemiologia da talassemia:

A ciência que se ocupa do estudo dos factores que determinam e influenciam a frequência e a distribuição de doenças, lesões e outros acontecimentos relacionados com a saúde, bem como as suas causas, numa população humana definida, chama-se epidemiologia. A talassemia é uma doença muito comum nos países subdesenvolvidos e, nesses países, não é efectuado qualquer estudo científico adequado para estimar o número de doentes que sofrem desta doença Kosaryan (2011)[157]. No entanto, um número aproximado estimado de doentes com talassemia-P no mundo é de 60-80 milhões de pessoas. Estima-se que existam cerca de 1 000 pessoas com talassemia major nos Estados Unidos. Na Europa, os registos mais elevados da doença encontram-se na Grécia, nas regiões costeiras da Turquia (a região do Egeu, como Izmir, Balikesir, Aydin, Mugla, e a região mediterrânica, como Antalya, Adana, Mersin), em algumas zonas de Itália, em especial no Sul de Itália e no vale inferior do Pó. As principais ilhas mediterrânicas (exceto as Baleares), como a Sicília, a Sardenha, Malta, a Córsega, Chipre e a Grécia, são muito afectadas pela talassemia [15[8, 159]]

Outros povos mediterrânicos, bem como os que se encontram nas proximidades do Mediterrâneo, também apresentam taxas elevadas de talassemia, incluindo povos da Ásia Ocidental e do Norte de África. Esta doença também está espalhada para longe da região mediterrânica, os sul-asiáticos também são afectados, as Maldivas estão no topo com o registo mais elevado do mundo de portadores 18% da população [1[6,140]]. Em países como o Paquistão e a Índia, a doença atinge 5-8% da sua população e, devido à falta de educação, aconselhamento genético e rastreio, prevê-se que a talassemia se possa tornar um problema muito grave nos próximos 50 anos nestas áreas, impondo assim um pesado encargo às reservas dos bancos de sangue e ao sistema de saúde em geral, em todo o mundo [16]. A população do Paquistão é de 18,2490721 milhões [1[60]]. A talassemia é também uma das principais preocupações em termos de saúde no Paquistão e é a doença sanguínea transmitida geneticamente mais prevalente, com uma taxa de portadores de 5-8%[125,135]], enquanto a sua prevalência em famílias com um membro afetado é de 35%][161]

Os casamentos consanguíneos são comuns no Paquistão, 5000 crianças no Paquistão são diagnosticadas com talassemia todos os anos [161,162]]. O número total de crianças com talassemia major no Paquistão é de 60000-100 000[162]. Gilani & Kayani (2011)[163] descreveram a transmissão não controlada da talassemia major em Azad Kashmir. A população da Índia é superior a 1,277 mil milhões de pessoas até 2015 Anonymous[164]. Em Bangal Culcata, na Índia, a incidência de P-talassemia heterozigótica foi de 3,7%[165]. Enquanto que no sul da Índia, em Madras, a incidência foi muito elevada (14-17%)[166]. Saba e Benerjee, (1973)[167] comunicaram uma elevada percentagem de talassemia da hemoglobina D em xeques no Punjab oriental da Índia. Khan (2011)[168] referiu que a talassemia é a doença genética hereditária mais comum no Bangladesh e, antes deste estudo, não existiam dados sobre os doentes. Em geral, a sensibilização do público para esta doença é muito reduzida. No Bangladesh, a taxa de natalidade de crianças talassémicas era de cerca de 6500 por ano, sendo a mutação mais comum a IVS 1-5(G-C). A positividade do VHC é de 18,5%. Estão disponíveis medicamentos, mas a maioria dos doentes não pode pagar um tratamento adequado. 85% da talassemia consiste em duas talassemias principais. 1) P-talassemia, com uma taxa de portadores de 4,1%. 2) Hb E / P-talassemia, com uma taxa de portadores de 6,1%.

Capítulo 3

Manifestação na Talassemia

Manifestação geral

Os doentes que sofrem de talassemia devem-se à não atividade total ou parcial dos genes para a produção das cadeias de globinas a ou p ou 9, o que afecta gravemente os seus corpos. Os pormenores dos efeitos foram amplamente discutidos por muitos trabalhadores 1[6,7,9,10,155,169,170,171,172] . A talassemia começa por ser uma anemia e transforma-se numa doença complexa e crónica, que envolve vários órgãos com várias d f ieormtes i[5, 10, 96, 171, 173, 174,175,176,177, 178, 179, 180, 181, 182]

Galanello & Origa (2010)[10] referem que as manifestações em doentes com talassemia major começam normalmente a surgir nos primeiros dois anos de vida. Na anemia grave, é necessária uma transfusão regular de sangue.Também observaram efeitos adversos da transfusão irregular de sangue e do tratamento inadequado, que causam iterícia, palidez, atraso no crescimento, musculação deficiente, ulceração das pernas, hepatoesplenomegalia, desenvolvimento de massas a partir de hematopoiese extra-medular e alterações esqueléticas resultantes da medula óssea, Por um lado, as transfusões regulares de sangue curam a anemia e, por outro lado, são responsáveis pela sobrecarga de ferro em diferentes órgãos dos doentes, incluindo o coração (miocardiopatia dilatada), os rins, os olhos, o fígado (fibrose hepática e cirrose) e as glândulas endócrinas (atraso no crescimento, falha na maturação sexual, diabetes mellitus e insuficiência das glândulas paratiroide, tiroide, pituitária e, menos frequentemente, das glândulas supra-renais).

A manifestação na talassemia intermédia surge mais tarde na vida. As características clínicas destes doentes são a hipertrofia da medula eritroide com hematopoiese medular e extra-medular e as suas complicações (osteoporose, massas de tecido eritropoiético que afectam principalmente o fígado, o baço, os gânglios linfáticos, o tórax e a coluna vertebral, deformações ósseas e alterações faciais típicas), cálculos biliares, úlceras dolorosas nas pernas.

1) <u>Sobrecarga de ferro</u>:

<u>A sobrecarga de ferro</u> é geralmente observada em doentes talassémicos, quer devido à própria doença, quer devido a frequentes transfusões de sangue. O excesso de ferro provoca lesões no coração, no fígado e no sistema endócrino, que consiste em glândulas que produzem hormonas para regular a atividade fisiológica do organismo. Os danos são caracterizados por depósitos excessivos de ferro.

Sem uma terapia adequada de quelação de ferro, quase todos os pacientes com talassemia P acumularão níveis de ferro potencialmente fatais [183]. White *et al.* (1986) [58] estudaram o estado do ferro no traço de a- e P-talassemia. Mehta e Pandya (1987) [5⁹] observaram o estado de ferro de portadores de P-talassemia na Índia. Insuficiência cardíaca congestiva, pois a sobrecarga de ferro devido à transfusão em série causa deposição de ferro extra no coração [184].

2) Infeção:

Nos doentes talassémicos, as probabilidades de infeção aumentaram devido à diminuição da sua imunidade. A malária era geralmente induzida por transfusão de sangue [18 5,186]. Joishy & Lopez (1980) [187] referiram que isto é especialmente verdade se o baço tiver sido removido. Willcox *et al.* (1983) [188] relataram malária por *Plasmodium falciparum* em traços de hemoglobina S e P-talassemia. Black *et al.* (1994)[189] descreveram as infecções mistas com *Plasmodium falciparum* e *P. malariae.* Williams *et al.* (1996)[190] observaram a elevada incidência de malária em crianças talassémicas. Aach, *et al.* (1991)[191] relataram a infeção pelo vírus da hepatite C na hepatite pós-transfusão. Sumathy *et al.* (1992)[192] relataram infecções pelos vírus da hepatite B e D em pacientes com talassemia. Ali *et al.* (2003) [193] estudaram a frequência de anticorpos contra o vírus da hepatite C em dadores de sangue no hospital militar combinado de Quetta, Paquistão. Fawad *et al.(2016)[141]* também comunicaram a incidência de infeção ativa pelo VHC entre dadores de sangue através da presença de anticorpos anti-VHC e ARN-VHC utilizando ICT (teste imunocromatográfico), ELISA e RT-PCR de Mardan KPK, Paquistão. Trata-se de uma indicação indireta da transferência do vírus da hepatite C através da transfusão em doentes talassémicos e não talassémicos. Khalil *et al.* (2016)[146] efectuaram um estudo em Rawalpindi, Paquistão, sobre o estado da hepatite B e C em doentes com talassemia major. Observou-se que os doentes com um maior número de transfusões de sangue por ano eram mais positivos para o VHC do que aqueles com menos transfusões de sangue, com um valor de p de 0,0. Muhammad *et al.* (2004) [194] relataram a seropositividade do vírus da hepatite C em doentes com talassemia multitransfundidos. Zandieh *et al.* (2005)[19 5]observaram TTV por transfusão de sangue em

pacientes com talassemia através de transfusão de sangue. Nancy (2009)[169] relatou uma infeção *bacteriana por Yersinia* em pacientes talassémicos com excesso de ferro devido a transfusão de sangue.

Dados de há 25 anos do banco de sangue Hussaini mostram que o vírus da hepatite C e o vírus da hepatite B eram 50% devido à vinda de doentes de outros locais onde não existiam instalações de rastreio. Atualmente, os avanços no rastreio por PCR reduzem gradualmente as infecções, o que constitui um bom sinal e uma mensagem para os doentes talassémicos.

3) Deformações ósseas

Sturgeon & Finch (1957)[41] referem que, nos doentes com talassemia major, há uma expansão extrema dos seus ossos estreitos para produzir mais glóbulos vermelhos para compensar a perda causada pela anemia da talassemia. Além disso, também alarga os ossos da face e do crânio, que são responsáveis pela estrutura anormal da face e do crânio, e esta expansão óssea faz com que os ossos se tornem finos e quebradiços.

4) Esplenomegalia

O baço é um órgão muito importante do corpo humano que ajuda o corpo a lutar contra organismos infecciosos e também separa substâncias extras como hemácias muito velhas, destruídas ou danificadas. Na talassemia, as hemácias são destruídas e, para as retirar, o baço tem de trabalhar mais e, assim, as células começam a dividir-se rapidamente, provocando esplenomegalia, o que agrava ainda mais a anemia e encurta a vida das hemácias. O baço aumentado não é benéfico, mas sim prejudicial, pelo que é removido cirurgicamente do corpo dos doentes talassémicos[5, 96,196] .

5) Atraso nas taxas de crescimento:

A altura média de 200 doentes com talassemia do banco de sangue Hussani e do Instituto de Hematologia de Karachi é de 53 polegadas e o peso é de 25 kg, o que revela uma redução do peso e da altura. A anemia é também responsável por um atraso no crescimento. A puberdade também pode ser afetada e tornar-se tardia nas crianças com talassemia. (Cooley & Lee, 1925[5] ; Eshghi et al., 2007[108] ; Saleh et al., 2011[177] ; Hattab et al., 2013)[210] trabalharam a deficiência de crescimento na P-talassemia major e o efeito da deficiência de oligoelementos.

6) Problemas cardíacos:

Nos doentes com talassemia, para ultrapassar a anemia, é efectuada uma transfusão frequente de sangue, o que provoca uma sobrecarga de ferro e afecta diferentes órgãos através da deposição de uma grande quantidade de ferro. A deposição de ferro no coração causa insuficiência cardíaca congestiva[100] e ritmos cardíacos anormais (arritmias)[197,198] . Cassinerio et al. (2012)[200] realizaram uma investigação sobre a remoção do ferro cardíaco e a melhoria funcional cardíaca, a função cardiovascular e o tratamento na talassemia B major.

7) Olhos

A transfusão de sangue múltipla com 2 tipos de agentes quelantes de ferro em doentes com P-talassemia major também afecta os olhos. Rashi et al.(2010)[199] realizaram um estudo a este respeito e descobriram que, em oitenta doentes (46 homens e 34 mulheres) com idades compreendidas entre os 6 e os 16 anos, foram detectados envolvimentos oculares em 85 % dos casos sob a forma de opacidade do cristalino (10 %) (mais em doentes que receberam Desferrioxamina), diminuição da acuidade visual (45 %), manchas no epitélio pigmentar da retina (EPR) (25 %), hiperemia do disco (12.5%) e aumento do rácio copo/disco (37,5%) e observou-se que estes envolvimentos eram mais frequentes em idades mais jovens. A maioria das alterações oculares da P-talassemia são atribuídas à gravidade da doença. A redução dos níveis de ferro sérico e de ferritina sérica através de agentes quelantes do ferro e o exame ocular regular para detetar os efeitos secundários desses agentes podem ajudar a prevenir ou atrasar as complicações oculares.

8) Rim:

A hematúria microscópica é frequentemente observada em doentes com talassemia e é considerada o resultado de danos tubulares induzidos pela deposição de ferro; no entanto, a existência e a extensão dos danos tubulares não foram avaliadas exaustivamente por biópsia renal. Kang *et al.* (2013)[13] relataram um homem coreano de 70 anos a quem foi diagnosticada P-talassemia minor associada a nefropatia IgA e complicada por hematúria microscópica e progressão da insuficiência renal Meloni *et al.* (2011)[202] relataram que a deposição de ferro nos rins não era muito comum na talassemia, mas estava correlacionada com a deposição de ferro no fígado e no coração.

9) Retardo mental:

A alfa-talassemia ligada ao X é uma doença hereditária rara caracterizada por atraso mental grave, caracterizado por traços faciais e anemia ligeira. Devido ao padrão de hereditariedade desta doença, apenas os homens são afectados. O atraso mental ligado ao X da talassemia é também conhecido como síndrome ATRX, síndrome de fácies hipotónica do atraso mental ligado ao X e síndrome ligado ao X da alfa-talassemia / atraso mental. Esta doença é caracterizada por atraso mental, atraso grave do desenvolvimento, características craniofaciais únicas, anomalias esqueléticas, hipotonia e anomalias genitais. Estes doentes têm frequentemente uma forma de anemia, chamada a-talassemia, que resulta de um defeito na produção de hemoglobina. A síndrome foi reconhecida muito recentemente e, por isso, a informação sobre ela ainda está a evoluir. 22

10) Efeito psicológico

Os doentes com talassemia, com ou sem complicações, o seu tratamento de longa duração com transfusões de sangue ou o tratamento da sobrecarga de ferro com fármacos quelantes, os exames de rotina, por vezes a esplenectomia, os problemas enfrentados nestas ligações e as despesas com elas, todos estes factores afectam os doentes e, por isso, estes sentem que são um fardo para si próprios, para a família e para o país. Todos estes factores fazem com que os doentes se tornem psicológicos, criando assim mais problemas[206,207] . Neste contexto, é necessária uma atenção urgente Aziz *et al.* (2012)[133] trabalharam sobre os problemas psicológicos dos pais paquistaneses de crianças talassémicas num estudo transversal realizado em Bahawalpur, Paquistão. Zaheer *et al.* (2015)[136] realizaram um estudo em Peshawer, Paquistão, no qual tentaram descobrir a pressão psicológica sobre as famílias que têm doentes talassémicos. Estas famílias enfrentavam múltiplos problemas, incluindo a condição socioeconómica da família, as elevadas despesas com os tratamentos e a baixa taxa de sobrevivência dos doentes. As instalações de tratamento são limitadas e só estão disponíveis nas grandes cidades, o que dificulta o transporte dos doentes para o centro talassémico a partir de locais distantes da sua residência. As mães estão mais preocupadas com o seu filho/filha. A atitude negativa da sociedade e a ilicitude, etc., estão a criar uma carga psicológica adicional nas famílias afectadas e esta pressão é maior nas zonas rurais do que nas zonas urbanas.

Manifestação oral e maxilofacial

Na talassemia major, foi descrito em vários relatórios o envolvimento do esqueleto facial, resultando em desfiguração grave. Sob a influência da doença, desenvolve-se a aparência facial típica: maçãs do rosto altas e salientes, retração do lábio superior, protrusão dos dentes anteriores e espaçamento dos outros dentes, sobremordida ou mordida aberta e vários graus de má oclusão. As alterações esqueléticas são o resultado da proliferação da medula óssea no esqueleto facial Chakraborty & Basu (1971)[182] . Esta medula proliferada é amplamente utilizada como órgão hematopoiético auxiliar para compensar a hemólise hematopoiética crónica. Normalmente, a mandíbula torna-se menos alargada do que a maxila. As placas corticais densas da mandíbula aparentemente impedem a expansão. As alterações ósseas podem ocorrer no início da vida e tendem a persistir, particularmente no crânio[87, 174, 78, 208, 209] . Para além disso, observa-se uma tonalidade de cor de limão na mucosa oral devido à bilirrubina existente produzida pela decomposição dos glóbulos vermelhos.

As alterações radiológicas não são aparentes até um ano de idade, incluindo grandes espaços na medula óssea, uma das características radiográficas mais importantes da talassemia. Esse aumento é explicado pelo fato de que, quando a eritropoiese ineficaz danifica a membrana das hemácias (glóbulos vermelhos), levando a uma anemia grave, o corpo responde aumentando a produção de hemácias, causando, consequentemente, uma expansão da medula óssea até 15-30 vezes maior do que o normal. A radiografia do crânio mostra o aumento do espaço diploide e a disposição das trabéculas em filas verticais, provocando o aparecimento de cabelos em pé[176] . Os seios maxilares pequenos também são atribuídos à expansão da medula óssea - a clássica face de esquilo, com abóbada craniana deprimida, bossas frontais, expansão maxilar, lábio superior retraído e nariz em sela, coloração amarelada na junção do palato duro e mole, unhas amareladas, espaços com trabéculas alargadas [180]. Nas imagens de OPG, os bordos corticais são finos e as raízes são curtas e pontiagudas, causando hiperplasia dos processos alveolares do maxilar à custa do volume normal dos seios da face. Mais córtex, raiz curta de forma pontiaguda, lâmina dura ténue e ausência de canais alveolares inferiores tornam-se evidentes [16]. Nos ossos pequenos das mãos e dos pés, o padrão trabecular é grosseiro e a formação cística pode resultar em maior fragilidade e fracturas. Amini *et al.* (2007)[178] realizaram um estudo cefalométrico em 30 pacientes talassêmicos maiores e descobriram que eles tinham um ângulo ANB médio de 8,75° e padrões esqueléticos de Classe II e não relataram prognatismo maxilar. No entanto, a mandíbula dos doentes talassémicos parecia ser mais pequena em tamanho e mais retruída na face. Os desvios dentários nos doentes talassémicos foram observados principalmente na proclinação e na sobre-erupção significativa dos incisivos e no aumento da sobre-erupção. A convexidade acentuada da face inferior e os lábios superiores e inferiores proeminentes eram evidentes nas medições dos tecidos moles. Hattab *et al.* (2013)[210] relataram que o crescimento físico e o desenvolvimento dentário em crianças e adolescentes jordanos com talassemia major. Concluíram que os resultados mostram que, entre as crianças e adolescentes com talassemia, as proporções de crianças com baixa estatura, baixo peso e baixa taxa de crescimento aumentam com a idade.

Capítulo 4

Gestão da Talassemia

A talassemia é a doença de gene único/múltiplo mais comum no mundo e um importante fardo para a saúde a nível mundial. Nas últimas duas décadas, uma compreensão mais alargada da fisiopatologia da doença conduziu a um diagnóstico pré-natal bem sucedido e a melhores cuidados de apoio que resultaram numa diminuição da morbilidade e no prolongamento da esperança de vida. Shah *et al.*(1999)[81] descreveram as tendências actuais para o tratamento da talassemia-P. As várias modalidades de tratamento foram também descritas por [2].[11, 212]

Existem dois princípios básicos para o controlo da talassemia.

i) Luta contra a anemia ii) Métodos de controlo da eritropoiese

i) Luta contra a anemia

Transfusão de sangue

Assim que é diagnosticada a talassemia P maior (Hemoglobina %, inferior a 7 gm % ou por outros métodos) num doente ou se for diagnosticada talassemia intermédia (Hemoglobina 7 gm % - 8gm%) ou se o doente apresentar sintomas de atraso no crescimento ou tiver alterações ósseas graves ou hiperesplenismo, a transfusão regular de sangue é a melhor solução para tratar a anemia devida à talassemia. Na opinião dos hematologistas, a transfusão de sangue pode ser um dos três métodos de transfusão de sangue.

(1) Hemoglobina baixa, de 6-10 gm %.

(2) Hiper hemoglobina de 12 gm %.

(3) Super hemoglobina: 12gm-14gm% (Wolman & Ortolani, 1969)[213] .

Atualmente, o plano de hipertransfusão é geralmente utilizado quando os níveis de hemoglobina são mantidos a 12,5 gm% e o nível pré-transfusional não é inferior a 10 gm%, sendo este o melhor intervalo de hemoglobina que mantém a atividade física e o crescimento normais, diminui a eritropoiese e previne a hemopoiese extra-medular, a esplenomegalia, as anomalias esqueléticas, a absorção gastrointestinal de ferro e o hiperesplenismo. No banco de sangue Hussani e no Instituto de Hematologia de Karachi, o nível de hemoglobina é mantido em 10-11gm / kg.

1) Sotatercept (ACE-011)

O sotatercept (ACE-011) é um promissor ativo na proteína de fusão do recetor A de tipo II que foi recentemente relatado para melhorar a anemia em pacientes com talassemia intermediária não dependente de transfusão, uma maria-Domenica (2013)[214].

2) Eritropoietina

A eritropoietina também está a dar resultados positivos na redução da anemia, mas são necessários mais estudos para o estabelecer Fibach (2014)[215] .

1) Complicações das transfusões:

A transfusão de sangue em doentes talassémicos é necessária para ultrapassar as complicações causadas pela anemia, mas também induziu complicações devido à sobrecarga de ferro em vários órgãos do doente e produziu outros tipos de reacções discutidas por vários trabalhadores[121, 127, 44] e algumas delas são as seguintes.

i) Reacções devidas a transfusões.

As reacções devidas à transfusão são registadas em até 20% dos doentes. Existem várias razões, incluindo anticorpos de patelas e leucócitos, antigénios de hemácias ou pirogénios encontrados no sangue transfundido ou proteínas do plasma ou proteínas do sangue[216, 144] .

ii) Reacções transfusionais hemolíticas

Os sintomas das reacções transfusionais incluem: dores nas costas, urina escura, arrepios, desmaios ou tonturas, febre, dores nos flancos, rubor cutâneo, falta de ar, comichão[217] . Waheed *et al.(* 2016)[144] relataram 26,3% de reacções adversas transfusionais em doentes com talassemia multitransfundidos em Mirpur, Azad Jammu e Caxemira, Paquistão.

3) Outras reacções pouco frequentes

Causas incertas

Há certas reacções de origem desconhecida que surgem durante a transfusão de sangue, como o aumento da pressão arterial elevada ou hemorragia no cérebro, edema e convulsões, <u>insuficiência renal aguda</u>, problemas pulmonares e estado de <u>choque.</u>

4)   . Doenças por transfusão

Há vários estudos em que se provou que alguns agentes patogénicos bem conhecidos são transmitidos durante a transfusão de sangue, tais como:- Vírus *citomegalo*, VIH, vírus TTV, vírus da hepatite B, C e D, sífilis e *malária (Plasmodium falciparum* e *P. malariae)* e causam doenças

[195,194,193,192,191,190,189,188,187, 186,185]

Sobrecarga de ferro e terapia de quelação

Cohen (1990)[218] descreveu duas causas principais de sobrecarga de ferro em crianças com talassemia.

i) Sobrecarga de ferro por transfusão de sangue.

ii) Absorção extra de ferro através do intestino gastrointestinal

i) Sobrecarga de ferro por transfusão de sangue

A transfusão de sangue é necessária e obrigatória para o tratamento da anemia em doentes com P-talassémia major. Devido às múltiplas transfusões, o ferro em excesso deposita-se em diferentes órgãos dos doentes em diferentes quantidades. O excesso de ferro presente no organismo provoca lesões em diferentes órgãos, consoante o ferro extra depositado. Danifica o coração, o fígado e o sistema endócrino. Sem uma terapia adequada de quelação do ferro, quase todos os doentes com P-talassemia acumularão níveis de ferro potencialmente fatais[183] . A deposição de uma carga excessiva de ferro no coração causa cardiomiopatia, irregularidade dos batimentos cardíacos e insuficiência cardíaca congestiva -[100184, 19 7. 198, and 201] . Cassinerio *et al.* (2012)[200] realizaram uma investigação sobre a remoção do ferro cardíaco e a melhoria funcional cardíaca, a função cardiovascular e o tratamento na talassemia B major. A deposição de ferro em excesso no pâncreas causa diabetes, enquanto no fígado causa aumento do fígado, fibrose e cirrose, e no baço causa esplenomegalia. Também afecta a glândula pituitária, o que provoca um atraso no crescimento e na puberdade. As glândulas tiroide e paratiroide também são afectadas pela deposição de ferro extra nas mesmas, o que diminui a sua atividade, resultando em disfunção clínica ou subclínica dos órgãos. A cor da pele também se altera devido à sobrecarga de ferro. A cor amarela pálida muda para bronze ou preto, dependendo da quantidade extra de deposição de ferro[181] .

Também se observou que a sobrecarga de ferro aumenta a suscetibilidade dos doentes contra algumas infecções bacterianas, especialmente a infeção por *Yersinia,* observada em doentes com talassemia com sobrecarga de ferro. Pennell *et al.* (2012)[219] realizaram um estudo detalhado de 3 anos e descreveram que o deferasirox a >30mg/ kg/dia é um quelante muito eficaz que remove o ferro extra do coração e os doentes tornam-se saudáveis ou melhoram muito, normalizando ou melhorando os níveis de ferro cardíaco e reduzindo assim o risco de insuficiência cardíaca. Pepe *et al.*(2011)[199] realizaram um estudo no qual procuraram verificar o efeito da terapia combinada de deferiprona e desferrioxamina (DFP+DFO) versus DFP e DFO em doentes utilizando o método quantitativo de Ressonância Magnética (RM). Descobriram que a atividade da DFP+DFO contra o excesso de ferro não foi melhor do que na função biventricular em comparação com a monoterapia com DFO ou DFP, mas mostrou uma maior redução do ferro no fígado em comparação com o grupo DFO. Lal *et al.* (2011)[220] também apresentam os mesmos resultados. A administração simultânea de DSX e DFO é bem tolerada e tem baixo potencial de toxicidade. A terapia de quelação combinada é eficaz na redução rápida da carga sistémica de ferro, na redução do ferro do miocárdio e no controlo do NTBI e do LPI plasmáticos em doentes em risco de desenvolver lesões de órgãos terminais. Resultados semelhantes foram alcançados por Farmaki *et al.* (2011)[221] da Grécia, que descreveram que a quelação oral combinada (DFP & DFX) parecia ser mais eficaz na redução da carga de ferro e das complicações subsequentes na maioria dos casos de talassemia. É bem tolerada, mais aceitável para a quelação ao longo da vida e influencia positivamente a qualidade das directrizes publicadas sobre o tratamento de quelação na talassemia major. Olivieri *et al.*

(1998)[222] descreveu a quelação de ferro com deferiprona oral em doentes com talassemia. Deugnier *etal.,* (2011)[223] descreveram que o tratamento com Deferasirox foi associado à estabilização ou inversão da fibrose hepática em 83,3% dos doentes com p-talassemia neste grande estudo.

Desferrioxamina (DFO).

A dose diária de Desferal é de cerca de 30-45 mg / kg e deve ser administrada de acordo com as necessidades do doente. Em geral, o objetivo é manter o nível de ferritina sérica abaixo de 1000 mg /ml.

Novos agentes quelantes (Deferriprone) (LI).

Mobiliza a partir da transferrina, da ferritina e da hemossiderina, da ferritina e da hemossiderina. Está a ser submetido a ensaios extensivos nos EUA, Reino Unido, Canadá, Índia e vários outros centros[218] . Foram também realizados alguns estudos multicêntricos em que os objectos eram em grande número e em que

Foi observado o efeito da monoterapia e da terapia combinada. No banco de sangue Hussani e no Instituto de Hematologia de Karachi, a deriprona é utilizada por injeção ou por via oral 40 - 70mg / kg de peso corporal.

Do hábito alimentar

Beber chá pode ajudar a reduzir a absorção de ferro através do trato intestinal

Vitamina C e gestão da talassemia

O ácido ascórbico é um composto mágico que tem um amplo efeito benéfico no organismo e desenvolve a imunidade contra muitas doenças. Tem um papel fundamental na fisiologia humana. No entanto, a sua deficiência aumenta o ferro insolúvel (hemossiderina). O ácido ascórbico desempenha um papel na conversão da hemossiderina em ferritina e o ferro da ferritina pode ser facilmente quelatado. É evidente, com base em estudos, que se 100 mg de Vit C forem administrados diariamente aos doentes antes da terapêutica com Desferrioxamina (DFO), é excretado mais 60% de ferro através da urina e 40% através das fezes[224] .

A vitamina E e o controlo da talassemia.

A vitamina E é um excelente e forte composto antioxidante que pertence ao grupo químico dos tocoferóis. É útil na prevenção da oxidação dos leucócitos e dos glóbulos vermelhos, e também aumenta a imunidade do organismo contra doenças. As necessidades diárias de ferro de uma pessoa normal são de 1 mg, que são satisfeitas por alimentos que incluem carne, peixe, cereais, legumes e frutas, mas quando aumentam para 4 mg, são prejudiciais para o organismo e causam hematocromatose e começam a danificar os órgãos onde o ferro se deposita, como o fígado, o coração, os rins, as articulações, as glândulas pituitárias, a tiroide, os testículos, etc.

A sobrecarga de ferro no ser humano é causada pela transfusão múltipla de sangue na talassemia ou pela absorção excessiva de ferro através do gastrointestino ao ingerir alimentos ricos em ferro, como carne, lagostas, peixe, camarões, carne de borrego, mexilhões de lagosta ou carne com elevado teor de gordura, o ferro extra quando combinado com gordura liberta radicais livres. Bianco *et al.* (1986) [225] efectuaram um estudo sobre a carência de vitamina E, tendo verificado que todos os doentes talassémicos apresentavam carência de vitamina E, que pode ser ultrapassada através da administração oral de vitamina E.

Esplenectomia

Geralmente, a esplenectomia é efectuada para diminuir a transfusão de sangue, a sobrecarga de ferro e a rutura espontânea dos vasos sanguíneos. Na terapia transfusional moderna, a adaptação da terapia de hiper e super-transfusão mudou a tendência e, devido a isso, os casos de esplenomegalia e hiperesplenismo tornaram-se muito raros e, portanto, a esplenectomia não é realizada, mas se o

se o doente já tiver desenvolvido esplenomegalia e tiver mais de 7-8 anos de idade, recomenda-se a esplenectomia Rachmilewitz & Giardina (2011)[226] . Laopodis *et al.*(1998)[78] realizaram esplenectomia laparoscópica em doentes com P-talassemia major e também discutiram os seus méritos e deméritos. Majid *et al.*(2004)[98] efectuaram um estudo em 14 doentes com talassemia major com esplenomegalia e foram submetidos a esplenectomia. Nenhum deles necessitou de mais do que uma transfusão de sangue. No entanto, 9 pacientes tiveram problemas de infeção, apenas um sangrou através do local do dreno abdominal durante a operação, mas foi tratado com curativo de pressão.

Transplante de medula óssea

O transplante de medula óssea é a melhor e mais permanente cura e o futuro melhor para as crianças com doenças genéticas tem-se iluminado com o rápido avanço das técnicas e o sucesso do transplante de medula óssea Thomas *et al* (1982)[227] , Lucarelli *et al.* (1990)[228] .

Pontos principais para o transplante de medula óssea na talassemia.

1) Para destruir e impedir a regeneração de células estaminais defeituosas.

2) Imunossupressão suficiente para um bom enxerto de medula normal

3) Infundir células estaminais com o gene da globina P normal.

4) Para prevenir a DEVH, é utilizada uma terapia com doses elevadas de busulfan, ciclofosfamida, irradiação corporal total e outras modalidades. Em todo o mundo, foram efectuados mais de 1000 transplantes com uma taxa de cura de 70-80% Lucarelli *et al.* (1990)[228] ; Lucarelli *et al.* (1993)[229] .

5) Transplante de células estaminais hematopoiéticas (HSC) para a P-talassemia major:

Thuret *et al.* (2011)[230] realizaram um trabalho de investigação com base em doentes talassémicos de 22 anos de idade e explicaram a importância do transplante de células estaminais hematopoiéticas idênticas do ponto de vista genético em crianças pequenas, utilizando o condicionamento de Bucy e ATG, e salientaram que se trata de um tratamento adequado para os doentes com talassemia major. Transplante de células estaminais hematopoiéticas em crianças pequenas utilizando condicionamento Bucy e ATG e observou que é um tratamento adequado para doentes com P-talassemia major.

Transfusão de neócitos:

Propper *et al.* (1980)[231] foram pioneiros neste domínio. O seu objetivo era induzir células sanguíneas jovens (neócitos) em doentes com talassemia por transfusão. As hemácias transfundidas normalmente têm 60 dias de vida, enquanto os neócitos têm 120 dias, e sobrevivem por 90 dias após a transfusão nos pacientes, reduzindo assim a quantidade de sangue necessária e aumentando o tempo entre duas transfusões consecutivas.[232]

Produtos químicos/drogas utilizados para aumentar a produção da cadeia de globina y e manipulação de genes.

Recentemente, cientistas, microbiologistas e fisiologistas estão a concentrar a sua atenção na melhoria das terapias. Pode ser através da indução de hemoglobina fetal por agentes farmacológicos, da reversão da esplenomegalia por inibidores de Jak 2, da melhoria do metabolismo do ferro por compostos relacionados com a hepcidina para melhorar o metabolismo do ferro e da terapia genética para localizar o vetor viral adequado para transportar e libertar o gene da P-globina Rivella (2015)[233]. Algumas novas abordagens terapêuticas foram bem sucedidas, como a utilização de hidroyureia na P-talassemia e na talassemia itermedia' Italia *et al.* (2009)[234] ' Do mesmo modo, o BCL11A, que controla a expressão da hemoglobina fetal Wilber *et al.* (2011) [235]

Outras abordagens terapêuticas recentes .

Agentes desmetilantes.

Agentes desmetilantes (por exemplo, decitabina, 5-azacitidina), inibidores da histona desacetilase (HDAC) (por exemplo, vorinostato, panobinostato), agentes imunomoduladores (por exemplo, pomalidomida) Perrine *et al.* (2014)[236] , Dulmovits *et al.* (2016)[237] .

Derivados de ácidos gordos de cadeia curta.

Derivados de ácidos gordos de cadeia curta (por exemplo, arginina butirato de sódio)

Fenlbutrato.

Foi demonstrado que a hipometilação de um gene aumenta a sua expressão, ao passo que a metilação de genes diminui a sua expressão. Existem determinados medicamentos, como a 5, a azacitidina e a hidroxiureia, que podem aumentar a produção de cadeias de globina y em animais e seres humanos. Através da hipometilação de um gene, a atividade da enzima ADN metil transferase diminui, o que aumenta a síntese da cadeia y e também impede a precipitação da cadeia a através da formação de HBF (a_2 y_2), aumentando assim o ciclo de vida das hemácias.

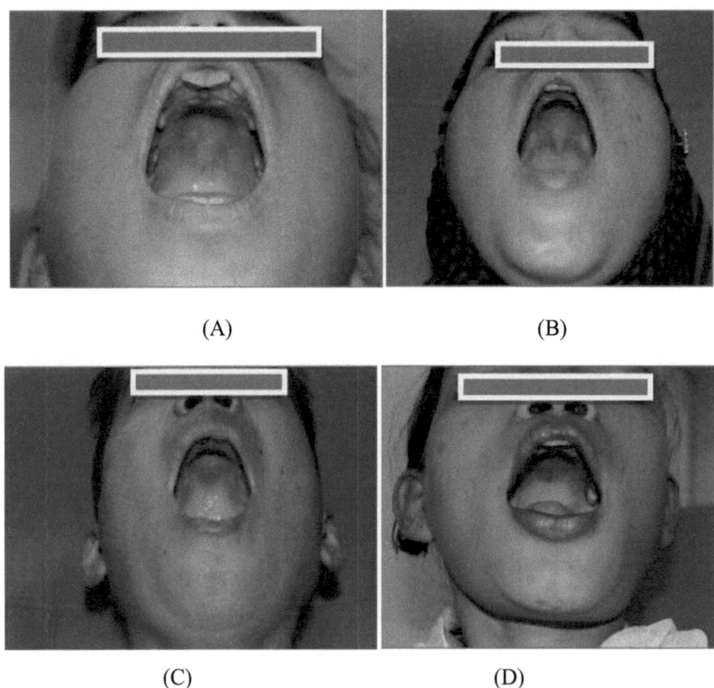

(A) (B)

(C) (D)

A fotografia n.º 5 (A - D) mostra uma cor preta lamacenta no lado palatino, cor preta devida à deposição de ferro.

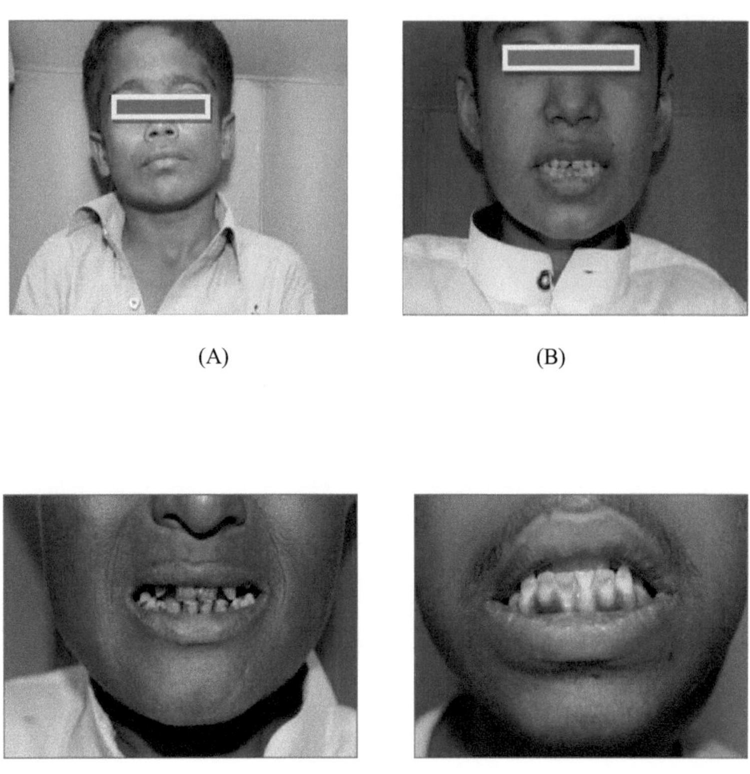

(A)   (B)

(C)   (D)

Fotografia **[A - D]** (A) e mostra a saliência frontal (B) mostra a deposição de placa e cálculo e dentes mandibulares inferiores cariados. (C) mostra a cor preta lamacenta da pele devido à deposição de ferro entre os dentes e à forte coloração do pan e à deposição de noz de bétele e à cor preta lamacenta da pele. (D) mostra a deposição de placa bacteriana e de cálculo e um inchaço acentuado da gengiva e recessão gengival e uma cor preta lamacenta da pele.

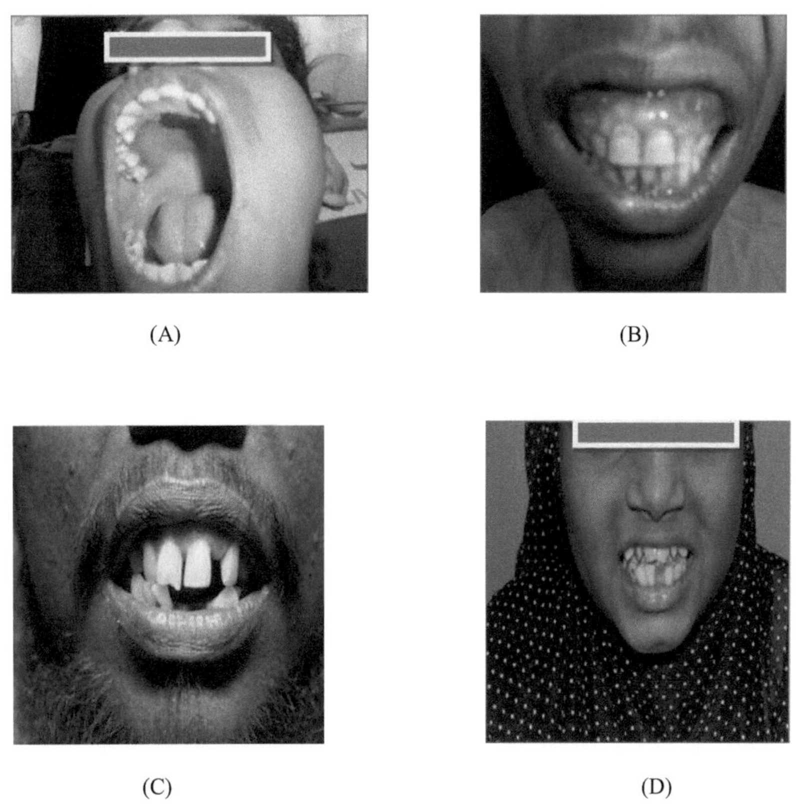

Fotografia (A-D) (A) Mostra uma cor preta lamacenta no lado palatino, cor preta devido à deposição de ferro, (B) mostra uma forte deposição de placa bacteriana e cálculo e um inchaço acentuado da gengiva e uma cor preta lamacenta da mucosa oral, (C) mostra o espaçamento entre os dentes (D) mostra dentes mal alinhados com uma forte deposição de placa bacteriana e cálculo.

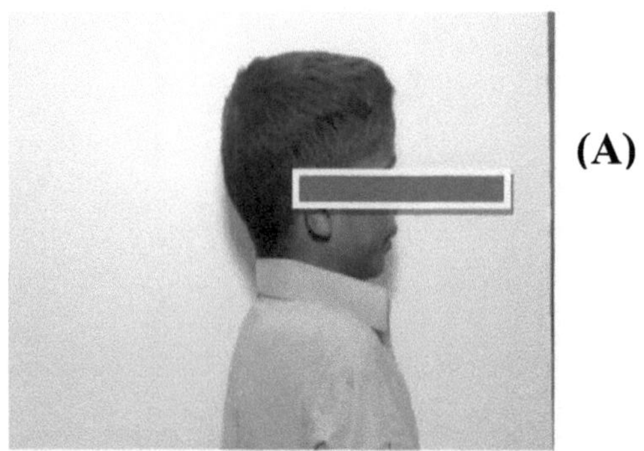

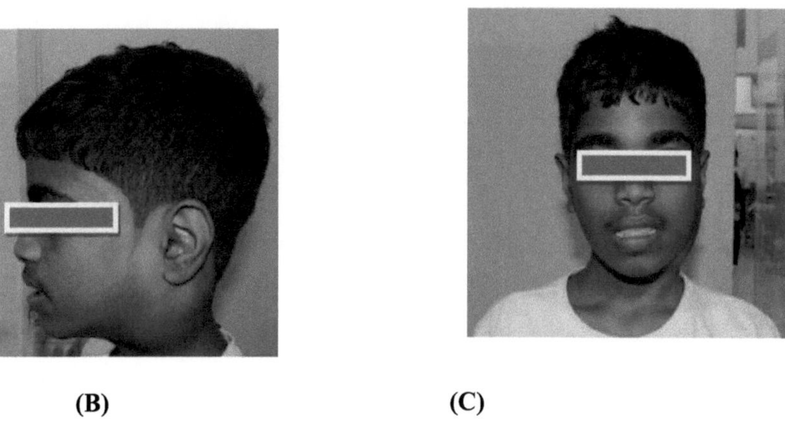

A fotografia (A, B, C) mostra uma cor de pele preta turva e uma saliência frontal, C mostra lábios incompetentes e ponte nasal deprimida e alargamento das asas.

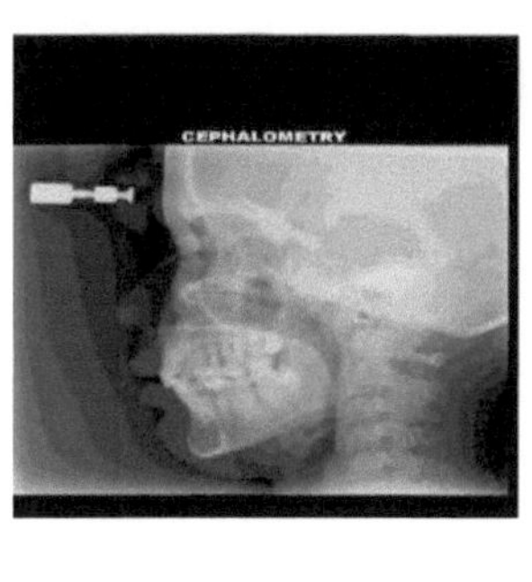

(A)

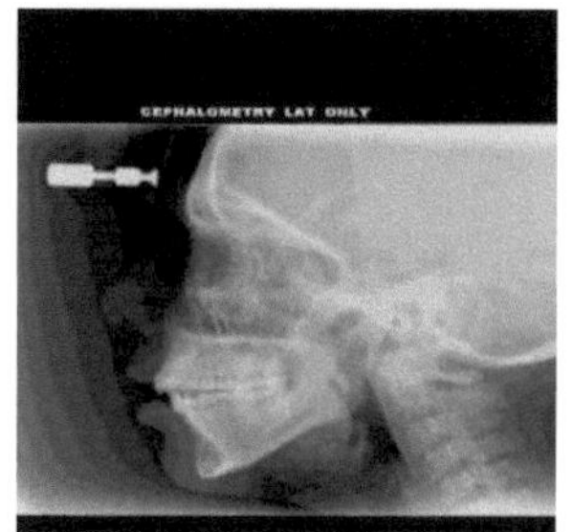

(B)

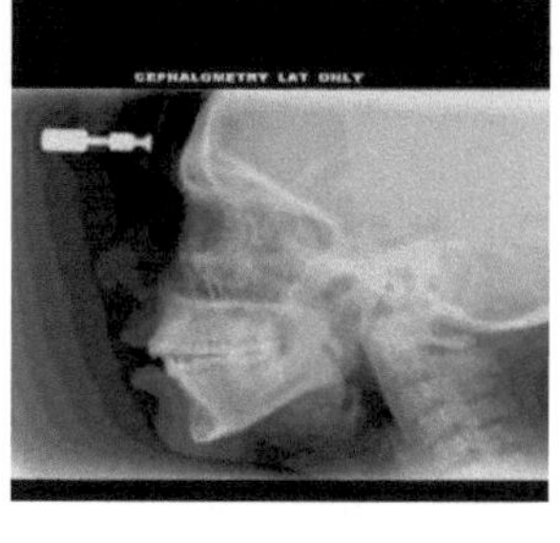

(C)

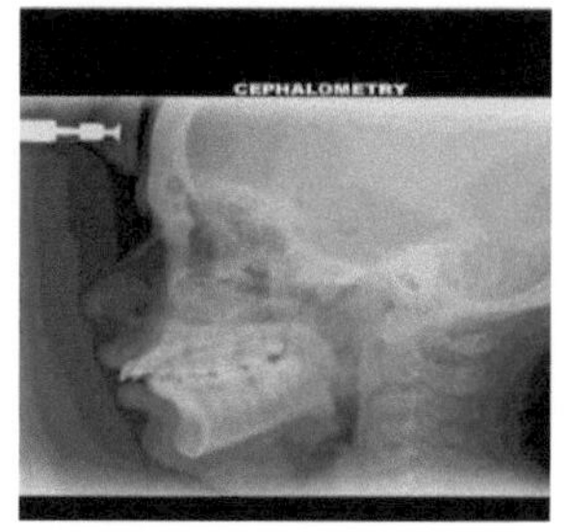

(D)

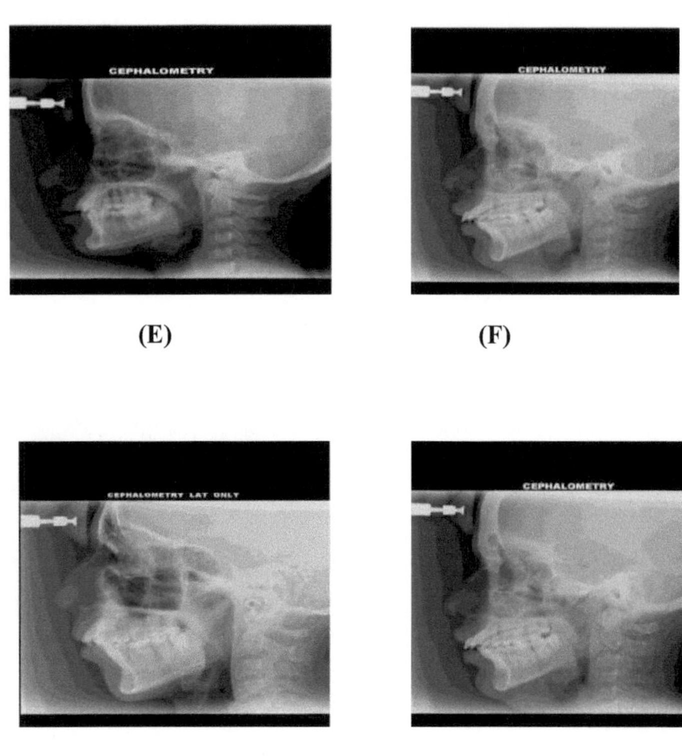

Fotografia Cefalograma de raios X (A, B, C, D, E, F, G, H) Vista lateral Mostrando o alargamento dos espaços diplóicos e a aparência branca salgada e apimentada do crânio e a inclinação dos incisivos centrais superiores.

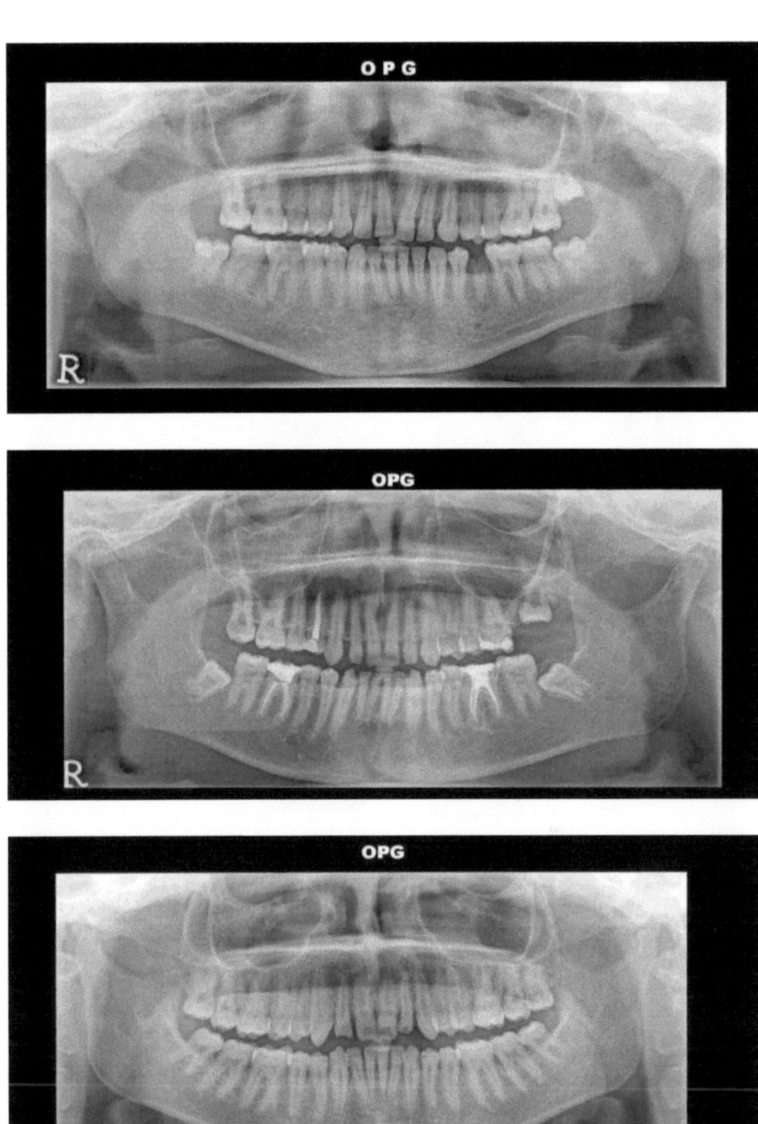

Fotografia [A - C] Ortopantograma [A & B] Radiografia de doentes talassémicos mostrando as raízes curtas e pontiagudas e a alteração do padrão das trabéculas.

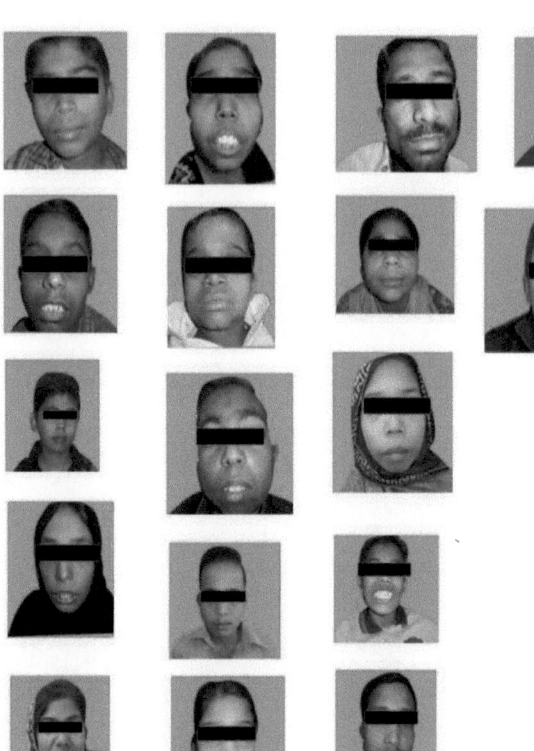

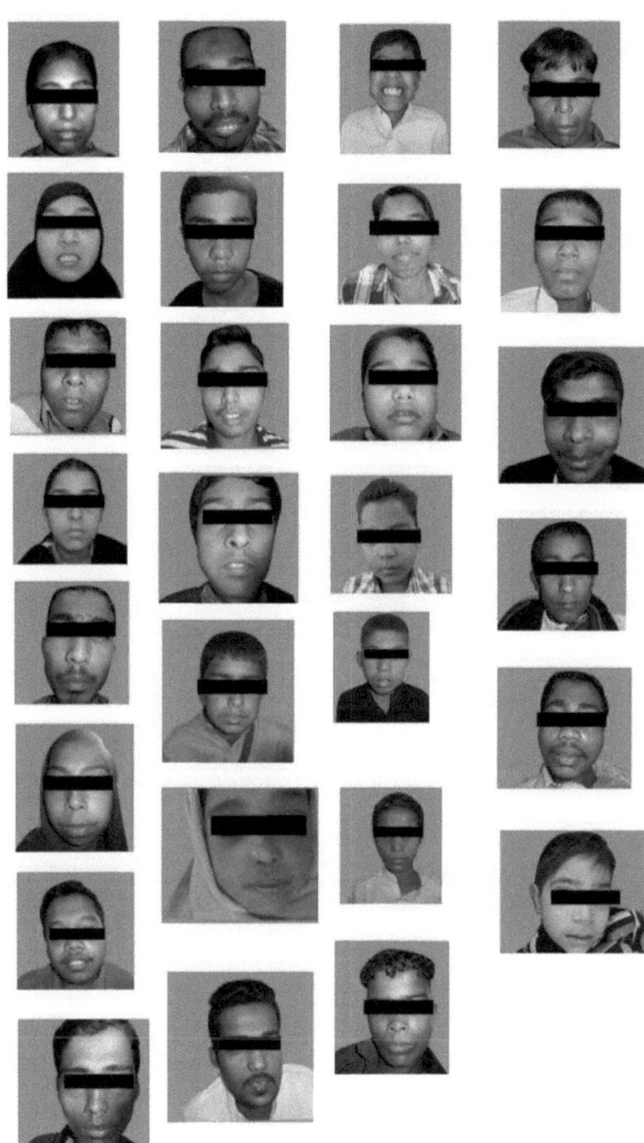

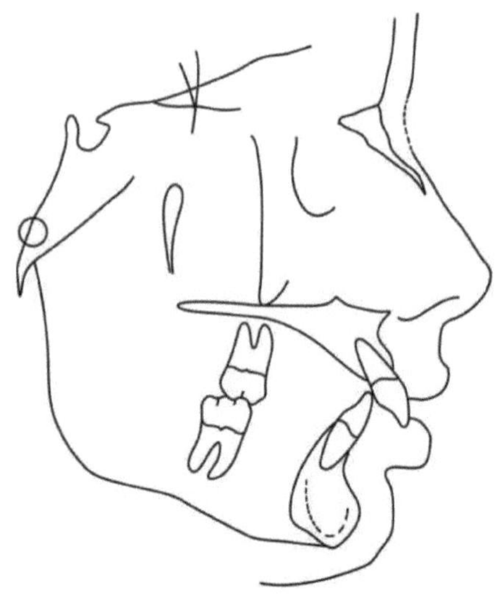

Diagrama de traçado Cefalograma lateral
de raios X

<h1 style="text-align:center">Tabela de abatimento</h1>

ALT	Alanina Amina Transferase
a	Alfa
B	Beta
B^+	B cadeia produzida em pouca quantidade
B^0	ausência de cadeias beta
A	Delta
Γ	Gama
Índice Gi	Índice gengival
HbA2	Hemoglobina 2 em adultos
MCV	V0lume médio dos C0rpúsculos
OHI-S	Pontuação do Índice de Saúde Oral
OPG	Pantomógrafo ortopédico
(PDI)	O índice de doença periodontal
RBC	Glóbulos vermelhos
SNA	Sella Nasion Ponto A
SNB	Sella Nasion Ponto B
WBC	Contagem de glóbulos brancos
(IOPA)	Intra Oral Periapical

REFERÊNCIAS

1. Parkin, S. F., (1968)· Dental treatment for children with thalassemia. *Oral Surgery, Oral Medicine, Oral pathology;* **25**(1):12-18()

2. Shafer, W. G., M. K., Hine, B. M. Levy. (1983). *Diseases of blood and blood forming element* in text book of *Oral Pathology* 4TH *Edition* Phalaphedia W. B., Saunder Company Pp.719.

3. Schnall, S. F., E. j. Jr., Benz. (2002). Manual of Clinical Hematology, Joseph, J. M., 3rd ed. Lippincott Williams and Wilkins.

4. Aster, J. (2003). O sistema hemopoiético e linfoide. In: *Robins Basic Pathology,* Kumar. R., Cotran, S. L., Robbins (editores), Saudners, Elsevier Science. Pp. 404.

5. Cooley, T. B. e P. Lee. (1925). Uma série de casos de esplenomegalia em crianças com anemia e alterações ósseas peculiares. *Trans. Sociedade Americana de Pediatria* **37**:29-30

6. Rund, D. e E. Rachmilewitz. (2005). Thalassemia. *NEJM* **353**(11):1135-1146

7. Vera, I. C., R., Saxena, e S. Kohl. (2011). Cenário passado, presente e futuro dos cuidados e controlo da talassemia na Índia. *Indian J. Med. Res.* **134**: 507-521

8. Girinath, P., Vahanwala, S. P., Krishnamurthy, V. e Pagare, S. S. (2010). Doentes talassémicos: Um estudo clínico. J. Ind. Acad de Medicina Oral e Radiologia. 22(3): 126-32

9. Raihan, S. G., Farooq, A., Salman e K., Mohammad. (2009). Thalassemia Major. *Jornal da Associação Médica do Paquistão* **59**(6):388-90.

10. Galanello, R. e R., Origa. (2010). P-talassemia *Orphanet Journal of Rare Diseases.* 2-15. **5**:11http//www.ojrd.com/content/5/1/11

11. Khan, S. A., S . A., Khattak, A., Jaleel, N. A., Anwar, H. S., Kashif, (2012). P-halassemia e sua associação com parâmetros hematológicos. *J. Pak. Med. Assoc.* **62 (1):40-43**

12. Bejaoui, M. e N., Guirat, (2013). P-Talassemia Major num país em desenvolvimento: aspectos epidemiológicos, clínicos e evolutivos. *Mediterr J. Hematol. Infect. Dis.* **5**(1): e2013002

13. Kang, J. H., B. R., Park, K. S., Kim, D. Y., Kim, H. J., Huh, S. L., Chae, S. J., Shin. (2013). A P-talassemia menor está associada à nefropatia por Ig A. *Ann. Lab. Med.* **33**(2): 153- 155.

14. Bunn, H. F. F. B. (1984). Heamoglobina molecular, genética e avaliação clínica. W.

B. Saunders Copampany

15. Bridge, K. (1998). Como é que as pessoas adquirem talassemia? Centro de informação para a anemia falciforme e talassemia [citado em 16/11/2007, de http//sickle bwh. Harvared. Edu / tha. Herança. Html ,]

16. Patil, S. (2006). Estudo clínico e radiológico da manisfestação oro-facial na talassemia. *Tese de Mestrado em Medicina Dentária e Cirurgia Oral.* Departamento de Medicina Oral. Departamento de Cirurgia Oral e Radiologia. Faculdade de Medicina Dentária e Hospital Bapuji, Davangere, Karnataka, Índia. 2006; Pp. 121.

17. Baig, S. M., A., Azhar, H., Hassan, J. M., Baig, M., Aslam e M. A., Ud Din .(2006). Diagnóstico pré-natal da P-talassemia no sul do Punjab, Paquistão. *PrenatDiagn.26* (10): 903-5

18. Brachir. D. e F. Galacteros. 2004. Hemoglobina, doenças E. Enciclopédia Orphonet. novembro de 2004. http://.www.orpha. Net / data / patho / GB / Uk-HbE.

19. Magli, A., R., Fusco, V., Mettivier, B.,   Pisapia.(1982). Manifestações oculares em talassemia menor. *Ophthamologica Basel.184:* 139-146.

20. Von Jaksch, R. (1889): Leucemia e leucocitose na infância. Wein. Klicn. Wchns. **2**: 435

21. Wolman, I. J., B., Dickstein. (1946). "Mudança de conceitos na anemia mediterrânica (de Cooley). " *The American journal of the medical Sciences* **212**. (6)723-737.

22. Rietti, F. (1925). Sugli itteri emolitici primitivi. *Atti . Accad . Sc i. Mediche e Naturali. Ferrara .* 2- 14.

23. Cooley, T. B. (1927): A anemia de Von Jaksch. *Am. J. Dis. Child. Chicago.* **33**: 786.

24. Cooley, T. B. (1928): Semelhanças e contrastes nas anemias hemolíticas da infância. *Am. J. Dis. Child.* - archpedi.jamanetwork.com

25. Whipple, Ci. H. e W. L., Bradford. (1932). Anemia racial ou familiar de crianças associada a perturbações fundamentais do metabolismo ósseo e pigmentar (Cooley-Von

Jaksch). *Am. J. Dis. Child.* **44**: 336-365.

26. Lehndorff, H. (1936). Die Erythroblasten anamiec. *Ergebn. Inn. Me. U. Kinderh.* **50:** 568.

27. Caffey (1937): As alterações esqueléticas nas anemias hemolíticas crónicas. *Am. J. Roentgenol. Radium Ther. Nuclear Med.* **37**: 293-324.

28. Nittis, S. e, G. (1937). Similaridade entre anemia eritroblástica e malária crónica ou congénita. *Am. J. Dis. Child.* **54**: 60-72.

29. Caminopetros, J. (1938): Recherche sur I'anemie erythroblast tique infantile des peoples de la Mediterranee del la maladie. *Ann. Med.* **43**: 104-125

30. Valentine, W. N. e J. V., Neel. (1944): Estudo hematológico e genético da transmissão da talassemia. *Arch. Itern. Med.* **74**: 186-196.

31. Halstead, C. L. (1970). Manifestações orais das hemoglobinopatias. *Oral Surg.* **30** (5): 615-623.

32. Vecchio, F. (1946): Sulla resistenza della emoglobina alla denaturazione alcalina in alcune sindromi empatiche. *Pediatria . Napoli.* **5**: 545-549.

33. Sheets, R. F. e E . L., Degowin. (1950). Estudos com contagens de eritrócitos in agglutináveis, II. Análise do mecanismo da anemia de Cooley. *J. Clin. Invest* .714-722.

34. Kaplan. E. e W.W., Zuelzer. (1950). Estudos de sobrevivência de eritrócitos na infância. II. em Studies Mediterranean anemia. *J. Lab. Clin. Med.,* **36**(4):517-523.

35. Sturgeon, P., H. A. Itano, e H. N., Valentine. (1952). Anemia hemolítica crónica associada à talassemia e ao traço de Sickling. *Blood.* **7**: 350.

36. Smith , C. H., I., Scholman, R. E., Ando, e G., Stern. (1955). Estudos sobre o Mediterrâneo (anemia de Cooley) I. Aspectos clínicos e hematológicos da espenectomia com especial referência ao feto

síntese da hemoglobina. *Blood.* **10**: 582-599.

37.Sturgeon, P., H., Itano e W.R., Bergren (1955a). Clinical manifestations of inherited abnormal hemoglobin. I. The interaction of hemoglobinr-S with hemoglobinr D. *Blood.* **10**: 389-396.

38. Sturgeon, P., H., Itano e W.R., Bergren. (1955b). Estudos genéticos e bioquímicos do tipo intermédio da anemia de Cooley. *Br. J. Hematol.* **4**: 264-277.

39. Hammond, D., P., Sturgeon, W., Bergren, A. Jr., Caviles. (1964). Definição do traço de Cooley ou talassemia minor: Hematologia clássica, clínica e laboratorial de rotina, *Annals New York Acaemy of Science.119:* 372-389.

40. Kunkel, H. G., R., Ceppellini, U., Muller-Ederhard, e J., Wolf. (1957). Observações sobre os componentes básicos menores da hemoglobina no sangue de indivíduos normais e de pacientes com talassemia. *J. Clin. Invest.* **3**: 1615-1616.

41. Sturgeon, P. e C. A., Finch. 1957. Eritrocinética na anemia de Cooley. *Sangue* **12** :64-7 3.

42. Itano, H. A. (1957).The Human Hemoglobins:Their Properties and Genetic control. *in Advances protein chemistry* **12**: 215-288

43. Chernoff, A. l. (1959).The Distribution of the Thalassemia Gene: A Historical Review *Blood.* **14**: 899-912;

44. Sturgeon, P., R. T., Jones, W. R., Bergren, W. A., Chroeder. 1960. *Proc. 8th Intern. Cong. Hemat.*

4 5.Itano, H. A. e L., Pouling. (1961).Talassemia e hemoglobina humana anormal. *Nature.* **191**: 398-399.

46. Kaplan, E., R., Werther e F.A., Castano. (1964): Achados dentários e bucais na anemia de Cooley: um estudo de cinqüenta casos. *Ann. N. Y. Acad. Sci.* **119**: 664-666.

47. Nathan, D. G. e R. B., Gunn. (1966). Talassemia: as consequências da síntese desequilibrada de hemoglobina. *Am. J. Med.* **41**: 815-830.

48. Dauphinee, D. e G. R., Langley. (1967). Thalassemia in Canadians. *Can. Med. Ass .*

J. **96:** 309

49. Roy, R. N., D., Banerjee, K.N., Chakraborty, e S.P., Basu. (1971): Observations on radiological changes of bones in thalassemia syndrome. *J. Ind. Med. Ass.* **57**(3): 90-95.

50. Hamilton, R. W., E., Schwartz, J., Atwater e A. J., Ersler. (1971). Doença adquirida da hemoglobina H. *N. Eng. J. Med.* **285**: 1217-1221

51. Lodish, H. F. e M., Jacobsen, (1972): Regulação da síntese de hemoglobina. Taxas iguais de tradução e terminação das cadeias de a- e P-globina. *J. Biol. Chem.* **247**: 3622-3629.

52. Kan, Y. W., D. G., Nathan, G., Cividalii, e F., Frigoletto. (1974): Diagnóstico intrauterino da talassemia. *Ann. N. Y. Acad. Sci.* **232**: 145-151.

53. Parfrey, P. S., M., Barnett, J. A., Sachs, D. J., Pollock, D. J. e A. L., Turnbull (1981). Iron overload in P- thalassemia minor. Um estudo familiar. *Scand. J. Haematol.* **27**: 294-302.

54. Angastiniotis, M. A. e M. G., Havejiminas. (1981): Prevention of thalassemia in Cyprus. Lancet. **1**: 369-371.

55. Agarwal, M. B., B. C., Mehta. (1982): Genotypic analysis of symptomatic thalasaemic syndromes. *J. Post Graduate Med.* **28**(1): 1-3.

56. Chouhan, D. M. (1983).The thalassemia syndromes in India. *Ind. J. Haematol.* **1**:17.

57. Mahaveik, C., C., Kapadia, H., Yagnik, P. K., Sukumaran, e S., Merchant. (1986). One tube osmotic fragility as a useful screening test for thalassemia carriers- A field experience. *Ind. J. Hematol.* **4**: 62-64.

58. White, J. M ., R., Richards, G., Jelenski, M., Byrne e M., Ali. (1986): Iron state in a and P- thalassemia trait. *J. Clin. Pathol.* **39**: 256-259.

59. Mehta, B. C. e B. G., Pandya (1987). Iron status of P- thalassemia carriers. *Am. J. Hematol.* **24**: 137-141.

60. Fessas, P. (1987): Prevention of thalassemia and hemoglobinr S syndromes in Greece. *Ata Haematol.* **'78** (2): 168-172.

61. Masera, G., W., Monguzzi, G., Tornotti, G., B., Lo Iacono, S., Pertici, J. e J. Spinetta. **(1990).** Apoio psicossocial na talassemia major: A experiência do Centro Monza. Haematol. **75**(5): 181-190.

62. Spirito, P., Lupi. E C., Melevendi.(1990). Anomalias diastólicas restritivas identificadas pela ecocardiografia com Doppler em pacientes com talassemia major. *Circulation.* **82**: 88-94.

63. Sangani, B., P. K., Sukumaran, C., Mahaveik, H., Yagnik, S., Telang, F., Vas, R. A.,

Oberroi,B., Modell e S. M., Merchant.(1990).Thalassemia in Bombay:The role of medical

genética nos países em desenvolvimento. *Boletim da OMS.***68**(1): 75-81.

64. Sharma, B. K., P., Choudhury e A. P., Dubey.(1990).Desferrioxamine:its use in iron chelation in thalassemia. *Ind. Pediatr.* **27**: 314-319.

65. Varaswala, N. Y., J. M., Old, S. R., Ventakateshanz. e D. J., Weatherall. (1991). O espetro das mutações da P-talassemia no subcontinente indiano com base em dados pré-natais

Diagnóstico. *Brit. J. Hematol.* **78**: 242-247.

66. Marwah, R. K, e A., Lal. (1994). Situação atual das hemoglobinopatias na Índia. *Ind. Pediatr.* **31**: 267-271

67. Ghazi, O., Tadmouri, B. S.(1994). Em Engenharia Agrícola, Universidade Americana de Beirute, MS. Em Biologia, Universidade de Bodazigi.

68. Naveed, M. (1995). Caracterização clínica, bioquímica e molecular dos síndromes de talassemia em Uttar Pradesh, Índia. Tese de doutoramento; Sanjay Gandhi Postgraduate Institute of Medical Sciences, Lucknow

69. Balgir, R. S. (1995). O perfil clínico e hematológico dos casos de doença falciforme na Índia. *Ind. Pract.* **48**: 423-432.

70. Xu, X., C., Liao, Z., Liu, Y., Huang, J., Zhang, J., Li, Z., Peng, L., Qiu e Q., Xu. (1996). Rastreio pré-natal e diagnóstico fetal da P-talassemia numa população chinesa. Prevalência do traço de talassemia-P na zona de Guangzhou, na China. *Hum. Genet.* **98**:199-202.

71. Fuchsa, G. J., P., Tienboona, S., Linpisarn, S., Linpisarn, S., Nimsakul, P., Leelapat, S., Tovanabutra, V., Tubtong, M., De Wier. e R. M., Suskind. (1996). Factores nutricionais e talassemia major. *Arch. Dis. Child.* **74**(3): 224-227.

72. Dumars, K. W., C., Boehm, J. R., Eckman, P. J., Giardina, P. A., Lane e F. E., Shafer. (1996). Para o Conselho das Redes Regionais de Serviços Genéticos (CORN). Guia prático para o diagnóstico da talassemia. *Am. J. Med. Genet.* **62**: 29-37.

73. Kumar, R. M., D. E., Riak e A., Khurana (1997). P-talassemia major e gravidez bem sucedida. *J. Reprod. Med.* **42**: 294-298.

74. Drew, S. J. e S. A., Sach. (1997). Tratamento da talassemia induzida por doença facial esquelética Deformidade. *J. OralMaxfac. Surg.* **55**(1): 1331-1339.

75. Agarwal, S., R., Gulati e K., Singh. (1997): Hemoglobina E, P-talassemia em Uttar Pradesh. *Ind. Pediatr.* **34**: 287-292.

76. Choudhry, V. P., A., Lal, H. P., Pati e L . S., Arya. (1997): Hematological responses to hydroxyurea therapy in multi transfused thalasaemic children. *Ind. J. Pediat.* **64**: 395-398.

77. Low, L. C. K. (1997).Anomalias hormonais e de crescimento na P-talassemia não tratada e tratada. *J. Pediatr. Endocrinol. Metab.* **10**:175-180

78. Laopodis, V., E., Kritikos, L., Rizzoti, P., Stefanidis, P. Klonaris e P., Tzardis. (1998). Esplenectomia laparoscópica em doentes com P-talassemia major. Vantagens e desvantagens. *Surgical endoscopy.* **12**(7): 944-947.

79. Kor-anantakul, O., C. T., Suwanrath, R., Leetanaporn, T., Suntharasaj, T., Liabsuetrakul e R., Rattanaprueksachart. (1998). Diagnóstico pré-natal da talassemia no Hospital Songklanagarind, no sul da Tailândia. *Southeast Asian J. Trop. Med. Saúde Pública.* **29**: 795-800

80. Thool, A. A., M. S., Walde, A. V., Shrikhande, e V. H., Talib. (1998). Um teste de despistagem simples para a deteção de talassemia heterozigótica. *Ind. J. Pathol. Microbiol .* **41**: 423-426.

81. Shah, D., P., Choudhury, A. P., Dubey. (1999). Tendências actuais na gestão do P-talassemia. *Ind. Pediatr.* **36**: 1229-1242.

82. Maheswari, M., S., Arora, M., Kabra e P. S. N., Menon. (1999). Carrier screening and prenatal diagnosis of P-thalassemia. *Ind. Pediatr.* **36**: 1119-1125.

83. El-Hazmi, M. A. e A. S., Warsy. (1999). Avaliação dos genes de células falciformes e talassemia na Arábia Saudita. *EastMediterr. Health J.* **5**(6):1147-1153.

84. Birgens, H. (2000). Screening for hemoglobinopathies at a knowledge center in Copenhagen resources should be allocated to solve a growing health problem in the Nordic countries. *Lakartidningen.***97**: 2752-2754.

85. Maram, E. S., Z. M., Amiri, e M., Haghshenas.(2000). Eficácia do rastreio de fragilidade osmótica com concentrações salinas variáveis na deteção do traço de talassemia. *Ir. J. Med. Sci.* **25**: 56 - 58.

86. Cappellini, N., A., Cohen, A., Eleftheriou, A., Piga e J., Porter, J. (2000). Eds. Guidelines for the clinical management of thalassemia. Nicósia, Chipre: Thalassemia International Federation. Disponível em ttp:// www.Thalassemia.Org.cy/ Publications. htm

87. Agha, H. F. e M., Shabandy. (2000); Avaliação de anomalias craniofaciais em doentes talassémicos que recorreram ao Ali Asghar Hospital. *J. Dent. Tehran Univ. Med. Sci.* **16**(2). 16- 24.

88. Ahmed, S., M., Saleem, N., Sultana, Y., Raashid, A., Waqar, M., Anwar. B., Modell, K. A., Karamat e M., Petrou. (2000). diagnóstico pré-natal da P-talassemia no Paquistão: experiência num país muçulmano. *Prenat. Diagn.* **20**(5): 378-383.

89. Wild, B. J. e B. J., Bain. (2001). Investigações de hemoglobinas anormais e talassemia. In: Dacie, J. V. e S. M., Lewis. Eds. *Dacie and Lewis Practical Hematology. 9th ed.* Edinburgh: Churchill Livingstone. Pp 231-238.

90. Rachmilewitz, E. e S. L., Schrier. (2001). Fisiopatologia da P-talassemia. Em *distúrbios da hemoglobina: Genética, fisiopatologia e gestão clínica.* Steinberg, M. H., B. G., Forget, D. R., Higgs, e R. L., Nagel, Editores. Cambridge University Press. Cambridge, Reino Unido. 233-251.

91. Bernini, L. F. (2001). Distribuição geográfica da talassemia: Em Steinberg, M. H., B., Forget, D. R., Higgs, R. L., Nagel.Eds. *Disorders of hemoglobin. Genetics, pathophysiology and Clinical Management.* Cambridge: Cambridge Univ. Press. 878-894.

92. Ahmed, S., H., Bekker, J., Hewison e S., Kinsey, (2002) Thalassemia carrier testing in Pakistani adults: Behaviour, Knowledge and Attitudes (Comportamento, conhecimentos e atitudes). *Public Health Genomics.* **5**:120-127

93. Tabatabei, M., M., Kamkar, e M. R., Habibzadeh. (2003). Complicações metabólicas e endócrinas na P-talassemia major; um estudo multicêntrico em Teerão. *Boshehr Med. J.* **5**(1): 72-73.

94. Yi, K., Z., Suiping, J. K., Anthony, M. K., Anne, Y., Xiang, A., David, J. P. M., Gell, A., Kazuhiko, F. B., Linda, S. L., Calvertn., J. G., Andrew e J. W., Mitchell. (2004). Loss of a-hemoglobinr-stabilizing protein impairs erythropoiesis and exacerbates P-thalassemia. *J. Clin. Invest.* **4**(10): 1457-1466.

95. Jamal, R. (2004): The burden of thalassemia in Malaysia. Kuala Lumpur. Primeiro Nat. Seminário sobre Talassemia. 8-9 de maio de 2004

96. Cunningham, M. I., E. A., Macklin, E. J., Neufield e A. R. Cohen. (2004). Complicação da P-talassemia major na América do Norte. *Blood.* **104**: 34-39

97. Rahman, M. e Y., Lodhi. (2004). Perspectivas e futuro da gestão conservadora de P-talassemia major num país em desenvolvimento. *Pak. J. Med. Sci.* **20**: 105-112.

98. Majid, A., F., Zahra, M., Waheed, J., Manan. (2004). Experiência em esplenectomia na halassemia. *Anais da Universidade Médica* King *Edward.* **10**(1): 66-67.

99. Leung, T. N., T. K., Lau, e T. K. H., Chung. (2005). Rastreio da talassemia na gravidez. *Curr. Opin. Obstet. Gynecol.* **17**: 129-134.

100. Hahalis, G., D., Alexopoulos, D. T., Kremastinos, e N. C., Zoumbos. (2005): Insuficiência cardíaca em síndromes de talassemia beta: uma década de progresso. *Am. J. Med.* **118**: 957-967.

101. Panigrahi, I., R. P., Ahmed, M., Kannan, M., Kabra, D., Deka, e R., Saxena, R. (2005). Análise do sangue do cordão umbilical para o diagnóstico pré-natal da talassemia major e da hemofilia. *Ind.*

Pediatr.

42: 577- 581.

102. Baig, S. M., F., Rabbu, U., Hammed, J. A., Qureshi, Z., Mahmood, S. H., Bokhari, **A., Kiani, H., Hassan, J. M., Baig, A., Azhar** e T., Zaman. (2005). Caracterização molecular das mutações que causam a talassemia beta em Faisalabad, Paquistão, utilizando o sistema de mutação refractária à amplificação (ARMS-PCR). *Ind. J. Hum.Genet.* **11** (2): 80-83.

103. Walter, P. B., E. B., Fung, D. W., Killilea, *et al.*   (2006): Oxidative stress and inflamação em doentes com sobrecarga de ferro, com talassemia-P ou doença falciforme. *Br. J. Haematol.* **135**: 254-263.

104. Piga, A., A., Aessopos, E. D., Gotsis, M. A., Tanner, G. C., Smith, M. A., Westwood, B., Wonke e R., Galanello (2006): Randomized controlled trial of deferiprone or deferoxamine in beta-thalassemia major patients with asymptomatic myocardial siderosis. *Blood.* **107**: 3738-3744.

105. Atika, K., K., Sudha e R. K., Marwaha. (2006): Psychosocial burden in thalassemia. *Ind. J. Pediatr.* **73**(10): 877-880.

106. Pennell, D. J., V., Berdoukas, M., Karagiorga, V., Ladis, A., Piga, Aessopos, A., Gotsis, E. D., Tanner, M. A., Smith, G. C., Westwood, M. A., Wonke, B. e R., Galanello (2006). Ensaio controlado aleatório de deferiprona ou deferoxamina em doentes com talassemia P major com siderose miocárdica assintomática. *Blood.* **107**: 3738-3744.

107. Abdalla, H. (2006): Desenvolvimento dentário em indivíduos com Talassemia major. *J. Contemp. Dental Practice.* **7**(4): 80-83.

108. Eshghi, P., S., Alavi, S., Ghavami, e A., Rashidi. (2007). Deficiência de crescimento na P-talassemia major: o papel da deficiência de oligoelementos e outros factores potenciais. *J. Pediatr. Hematol. Oncol.* **29**(1): 5-8.

109. Rajendran, R. e B., Sivapathasundaram, (2007): Doenças do sangue e dos órgãos formadores de sangue. In: Shafer's textbook of *Oral Pathology, 5th* edition. Publicações Elsevier. 1049 1050.

110. Cohen, A. R., E., Glimm, e J. B., Porter, (2008): Efeito da ingestão de ferro transfusional na resposta à terapia de quelação na P-talassemia major. *Blood.* **111**: 583-587.

111. Leonardi, B., R., Margossian, S. D., Colan, e A. J., Powell. (2008): JACC Cardiovasc. *Imaging* . **1**(5): 572-578.

112. Elena, F., L. F., Gian, G., Giulia e B. P., Caterina (2009): Síndrome do *pseudoxantoma elástico* e talassemia: Uma atualização. *Dermatol. J.* **15**(7) . URL: http:// dermatology. Cdlib.org/

1507/case-reports / pxe / fabbri. Html.

1 13.Somchai, I., P., Sunya, e W., Nittaya. (2009). Thalassemic mothers and their babies. *Southeast Asian J. Trop. Med. Publ. Health.* **40** (2). 302-305

114. Wood, J. C., B. P., Kang, V., Thompson, G., Patricia, H., Paul, G.,Tara , P., Carole, e D. C., Thomas.(2010).The effect of deferasirox on cardiac iron in thalassemia major: impact of total body iron stores. *Blood.* **(4)**: 537-543.

115. Wood, J. C. e L., Noetzli. (2010). Ressonância magnética cardiovascular na talassemia major. *Ann. N. Y. Acad. Sci.* **1202**: 173-179.

116. Ruffo, G. B., Z., Borsellino, L., Cuccia, M. R., Marocco, F., Gagliardotto e R., Tarantino.(2010). Terapia de quelação de longo prazo com deferasirox: efeitos na sobrecarga de ferro cardíaco medida por ressonância magnética T2. *Clin. Drug Investig.* **30**(4): 267-273.

117. Abolfazl, M., A., Parviz, P., Ali-Asghar, M., Hoshyar, S., Mohammad-Reza e J., Amir. (2010). Estado do zinco e do cobre em crianças com talassemia P major. *Ir. J. Pediatr.* **20**(3): 297-302.

118. Mohammad , R. R., M., Narges e J., Azam. (2010). Frequência do traço de talassemia-P e portador em Gorgan, Irão. *Pak. J. Med. Sci.* **26**: 40-42.

119. Bijayini, B., M., Purva, F., Kamran, B., S., Vijay, B., Nidhi e K. T., Yashwant. (2010): Rastreio de portadores de talassemia e hemoglobinopatias no Canadá. JOINT SOGC-CCMG. *Ind. J. Pediatr.* **77**: 807-808.

120. James, E. B., H. J.,Vreman, R. J.,Wong, D. K., Stevenson, e E., Vichinsky. (2010). Concentração elevada de monóxido de carbono exalado em hemoglobinopatias e sua relação com a terapia de transfusão de glóbulos vermelhos. *Pediatr. Hematol. Oncol* . **27**(2):112-121

121. Hira, T., S. A., Shahid e K.T., Mahmood. (2011). Complicações em doentes com talassemia que recebem transfusão de sangue. *J. Biomed. Sci. Res.* **3**(1): 339-346.

122. Thompson, A. A., M. J., Cunningham, S. T., Singer, E. J., Neufeld, E., Vichinsky, R., Yamashita, P.,Giardina, H.Y., Kim, F., Trachtenberg, J. L., Kwiatkowski, (2011). Células vermelhas

Aloimunização numa população diversificada de doentes transfundidos com talassemia. *Brit. J. Haematol.***153**: 121-128.

123. Ahmed, A., A., Nayel. (2011). Estudo da oncentração de monóxido de carbono exalado na betatalassemia e sua relação com a terapêutica transfusional de glóbulos vermelhos em Pediatria. Tese,Mestrado

Licenciatura em Pediatria pela Faculdade de Medicina da Universidade Ain Shams.

124. Cappellini, M. D., M., Bejaoui, L. Agaoglu, D., Canatan, M., Capra, A., Cohen, G., relichman, M., Economou, S., Fattoum, A., Kattamis, Y., Kilinc, S., Perrotta, S., A., Piga, J. B., Porter, L., Griffel, V., Dong, J., Clark j9999999999999999999999e Y., Aydinok. (2011). Quelação de ferro com deferasirox em pacientes adultos e pediátricos com talassemia major: eficácia e segurança durante 5 anos de acompanhamento. *Blood.* **118**(4): 884-893.

125. Usman. M. (2011). Factores moleculares e sociais na propagação do gene da P-talassemia no Paquistão; Um estudo populacional. Tese de doutoramento, Faculdade de Medicina e Odontologia, Universidade Médica Baqai, Carachi, Paquistão

126. Ansari, S. H., T. S., Shamsi, M., Ashraf, M., Bohray, T., Farzana, *et al.* (2011). Epidemiologia molecular da в-talassemia no Paquistão: implicações de longo alcance. *Int. J. Mol. Epidemiol Genet.* **2**: 403-408

127. Tahir, H.,   S., Amna, S., Khawaja e S, Mahmood. (2011). Complicações em doentes com talassemia que recebem transfusão de sangue. *J. Biomed. Sci. and Res.* **3**: 339-346.

128. Arica, S. G., E., Turhan, C., Ozer, V., Arica, V., D. B., Silfeler, I., Silfeler e A. B., Altun (2012). Avaliação dos resultados do rastreio de hemoglobinopatias num período de seis anos na Turquia. *Int. J. Collaborative Res. Medicina Interna Saúde Pública.* **4**(2):145-151.

129. Fabrice, D., A., Anni, P., Lucia, S., Stefania, D., Carlo, E. L., Maria, F., Paolo, D., Marcella e G., Renzo. (2012).Modificadores genéticos da в-talassemia e gravidade clínica avaliada pela idade na primeira transfusão. *Heamatol.* 053504.

130. Marion, P., T,- S., Jan, K. V., Martijn, P. V., Delft, B., G., Baker, M., Geerts, K., Kanavakis, A., Stamoulakatou, Alexandra, B. M., Karagiorga, P. C., Giordano e C. L., Harteveld. (2012): Uma nova deleção de 0-talassemia em um paciente grego com doença HbH e traço de P-talassemia. *Europ.J. Haematol.* **88**(4): 356-362.

131. Yixuan, W., C., Zheng, Y., Jiang, J., Zhang, J., Chen, C., Yao, Q., Zhao, S. Liu, K., Chen, J., Du, Z., Yang e S., Gao. (2012). Correção genética de células Ips específicas de pacientes com talassemia P e seu uso na melhoria da produção de hemoglobina em camundongos SCID irradiados.*Cell Res.* **22**: 637-648.

132. Basavrajdama, S. (2012). Estudo da malária induzida por transfusão de sangue e outras doenças em doentes com talassemia do distrito de Solapur (MS), Índia. Tese de doutoramento apresentada ao Departamento de Zoologia, Universidade Dr. Babasaheb Ambedkar Mmarath wada, Aaurangabad, Estado de Maharashtra, Índia.Pp.144.

133. Aziz, K., B., Sadaf e S., Kanwal. (2012). Problemas psicológicos dos pais paquistaneses de

crianças talassémicas: um estudo transversal realizado em Bahawalpur, Paquistão. *Biopsychosoc. Med.* **6**:15.10

134. Ghodekar, S. R. (2014).Thalassemia: A review. *Jornal Internacional de Investigação e Desenvolvimento Farmacêutico 100-108-* Online www. ijprd . com IJPRD/2010/PUB/ARTI/VOV-2/ISSUE-10/DEC/014 ISSN 0974 - 9446

135. Haider, M. e M., Ali. (2015), Revisão dos estudos clínicos e radiológicos da manifestação oral e maxilo-facial na talassemia do Paquistão. *Fuuast, J. Biol.* **5**(1):175-178

136. Zaheer, Z. S., Wazir, B., Hameed, S., Zeeshan, Q., Zaman, M., Iqbal. (2015). Carga psicológica nas famílias afectadas pela talassemia-P. *J. Postgrad Med. Inst.* **29**(4): 260-3.

137. Saeed, O., Z. Z., Piracha. (2016). Talassemia. Impacto dos casamentos consanguíneos nas doenças monogénicas mais prevalentes nos seres humanos. *Asian Pacific Journal of Tropical Disease* **6** (10): 837-840

138. Yasmeen, H., S., T. N., Killeen,   S., Hasnain, L., Foroni. (2016). O sistema molecular A caraterização do gene da P-globina em pacientes com talassemia revela mutações raras e novas na população paquistanesa **59 (8)**: 355-362

139. Jehangir, K., A., Arshave, T., K., Bakht, A., Zaheer, A., S., Waqas. (2015) Impacto da consanguinidade na saúde numa população altamente endogâmica no distrito de Buner, Khyber, Pakhtunkhwa, Paquistão. *J. Genet. Disor. Genet. Rep.* **4**:1-4

140. Waheed, F., C., Fisher, A., Awofeso *et al.* (2016). Rastreio de portadores de P-talassemia nas Maldivas: percepções dos pais de crianças afectadas que não participaram no rastreio e suas consequências. *J. Community Genet.* **7**: 243-253

141. Fawad, K., A., I., Nasar, I., Alam, S., Alam, R., Hassan, S., Gul, M.R., Ullah. (2016). Incidência de infeção ativa por HCV entre doadores de sangue do distrito de Mardan, Paquistão. *Pac J Cancer Prev,* **17** (1), 235-238

142. , S., S. M., Irfan, e S. I., Ahmed. (2016). Marcadores bioquímicos de turnover ósseo em pacientes com P-talassemia maior: Um estudo de centro único do sul do Paquistão. *Avanços em Hematologia.* Artigo ID 5437609, 5 páginas. http://dx.doi.org/10.1155/2016/5437609

143. Shakeel, M., M., Arif, S., Rehman e T., Yaseen. (2016). Investigação da heterogeneidade molecular do distúrbio da P-talassemia no distrito de Charsadda do Paquistão *pak. J. Med. Sci.* **32**(2) 491-494

144. Waheed, U., A., Wazeer, Z., Qasim, Z., Iqbal, H., A., Zaheer. 2016. Vigilância de reacções transfusionais adversas em doentes com talassemia multitransfundidos em Mirpur, Azad Jammu e Caxemira, *Paquistão Annals of TIMS* 27-30 *ISSN: 1815-2287*

145. Ishfaq, I., T., Ahmad, S., Naeem, J., Ali e S., Zainab. (2016).O conhecimento dos pais que têm filhos com talassemia. *Isra medcal journal* **8** (2):79-82

146. Khalil, 1, S., H. S., Khan e P., Akhtar. (2016). Estado da hepatite B e C em doentes com talassemia major. *J. Islamabad Medical & Dental College (JIMDC).* **5**(2):71-73

147. Ahmad, M. M., M. S., Salaria, S., Qamar, M. H., Bukhari, A. H., Qureshi e M. A., Soaz .(2016). Incidência de portadores de P-talassemia em muzaffarabad, Azad Jammu e Caxemira. *Biomedica* . **32**(1):33-36.

148. Zahid, U., A. A., Khattak, S., A., Ali, J., Hussain, B., Noor, R., Bano, M., Amin, Jan., Mahsud. (2016). Avaliação de cinco índices discriminantes para distinguir P-ThalassemiaTrait da anemia por deficiência de ferro. *J. Pak. Med. Assoc* **66,**

149. Faruqi, A., S. I., Ahmad e S.T., Ahmed. (2016). Avaliação dos parâmetros Qt em pacientes de talassemia major com sobrecarga de ferro. *J.P.M. A.* **66**: 799.

150. Jameel, J., M. I., Suliman e D., Rehman. (2016). A qualidade de vida comprometida em crianças com P-talassemia major em configuração não urbana em um país em desenvolvimento. *J. Hematol. Thrombo. Dis.* **4**:245. Doi:10.4172/2329-8790.1000245

151. Ali, S. M., S. M., Haider, S., Ahmed, S. G., Hassan, S. H., Jaffry.(2016). Manifestação oral e maxilofacial em 50 pacientes P-talassémicos de Karachi: Um estudo clínico. *Pakistan Oral & Dental Journal.* **36**(2):179-183

152. Ali, S. M., S. M., Haider, S, Ahmed, (2017). Manifestação oral e maxilofacial de pacientes talassémicos de Karachi - Um estudo clínico.*The Professional Medical Journal.***24** (2) :352-356

153. Damashek, W. 1943. Hemaglutininas a frio em reacções hemolíticas agudas. *J. Amer. Med. Ass.,* 729(1)

154. Wickrmasinghe, S. N. (1986). Distúrbios do eritron: Em W. St. C. Symmers (ed) : Diseases of blood and bone marrow, Oxford Churchill Livingstone.

155. Higgs, D. R., S. L., Thein e W. G., Wood. (2001).The molecular pathology of thalassemia, In: Weatherall, D. J., B., Clegg. Eds. The thalassemia syndromes. 4th ed. Oxford, Inglaterra: Blackwell Science: 133-191

156. Bannerman, R. M., M., Grinstein, C. V., Moore. (1959). Síntese de hemoglobina na talassemia: estudos in vitro *Brit. J. Haemat.* **5**: 102.

157. Kosaryan, M. (2011). Desafios da prevenção da P-talassemia major nos países em desenvolvimento: O modelo do Irão. Hemoglobinopatias, 14th Conferência TIF para doentes e pais, 11-14 de maio de 2011.

158. Silver, H. K. (1950). Anemia mediterrânica em crianças de ascendência não mediterrânica. *Amer. J. Dis. Child.* **80**: 767-778.

159. Brumpt, L. C. (1952). A Propos de L'anemia de Cooley: Thalassemia ou sine mie *Bull. Acad. Med.* (Paris). **139**: 333-336

160. Anónimo. (2012). Population Association of Pakistan (PAP) Secretariat House 7, Street 62, F-6/3, Islamabad, Pakistan

161. Anónimo.(2012).160 casos de talassemia diagnosticados no Instituto de Ciências Médicas do Paquistão (PIMS). Islamabad em 4 anos *Pak. Med. Info. Fórum.*

162. Anónimo. 2013. 60000 crianças sofrem de talassemia. The Nation Islamabad Pakistan, 13 de março de 2013

163. Gilani, I., Z. A., Kayani. (2011). Un-checked transmission of thalassaemia major in Azad Jammu & Kashmir. *12th International Conferenceon Thalassaemia and other Hemoglobinropathies, 14th TIF Conference for Patients and Parents Pakistan.* 11-14 de maio de 2011

164. Anónimo. 2016. Demografia da Índia from Wikipedia, the free encyclopedia

165. Chatterjee, J. B. (1959). Hemoglobinopathy in India. Em Abnormal hemoglobinrs ed. Jonxis, H. P. e J. F., Delafresnaye. Blackwell Scientific Publications Oxford. Pp.333

166. Labie, D., J., Rosa, J., Paviot.1961. Sobre a existência de diferentes anomalias da hemoglobina numa população do Sul da Índia. *Nouvelle Revue Francaise d' hematologie.* **I** : 562.

167. Saba, N. e B., Benerjee. (1973). Hemoglobinopatias na Índia. *Ata. genet. med. grmell.* **22**: 117-138

168. Khan, W. A. (2011).Thalassemia in Bangladesh. *12th Conferência Internacional sobre Talassemia e Outras Hemoglobinopatias14[th] Conferência TIF para doentes e pais* 11 a 14 de maio.

169. <u>Nancy S. G. (2009)</u>. Infecções por *Yersinia* em pacientes com P-talassemia homozigótica associada a sobrecarga de ferro e seu tratamento 247-254. <u>http : //dx. doi. org/ 10.3109/ 088800 19 20 9016592</u>

170. Van dis M. L. e R. P., Langlias. (1986). A Talassemia: Manifestações orais e complicações. *Cirurgia Oral, Medicina Oral, Patologia Oral.* **62**:229-223

171. Old, J. M., N. I., Oliveri e S. L., Thein. (2001). *Diagnosis and management of Thalassemia* in: Weatherall, D. J., B., Clegg, eds. The thalassemia syndromes 4th ed.*Oxford, England: Blackwell*

Science. 30-685

7 2. Weatherall, D. J. (2005). Discurso de abertura: The challenge of thalassemia for the developing countries (O desafio da talassemia para os países em desenvolvimento). *Ann.N.Y. AcadSci* **1054**:11-71.

173. Logothetis, J., R. B., Loewenson, O., Augosutaki, J., Economidou, M., Constantoulakis. (1972). Crescimento corporal na anemia de Cooley (P-talassemia homozigótica) com um estudo correlativo sobre outros aspectos da doença em 138 casos. *Pediatria* . **50** (1); 92-99.

174. Elham, S. J., Abu Alhaiji, N. H., Faiez e A. O. A., Mohammad. (2002). Medição cefalométrica e deformações faciais em indivíduos com P-talassemia major. *European J. of Orthodentics* **24**:9-19

175. Seyyedi, A. e H., Nabavizadeh. (2003). Estudo epidemiológico das alterações orais e maxilofaciais em doentes beta-talassémicos no município de Boyerahmad. *Beheshti Univ. Dent. J.* 2003; **21**(4): 510-517

176. Hazza, A. M. G. e Al-Jamal. (2006). Características radiográficas dos maxilares e dos dentes na talassemia major. *Radiologia Dento maxilofacial.* **35**(4): 283-288.

177. Salehi, M. R., D. D., Farhud, T. Z., Tohidast, M., Sahebjamee e H., Khaveem. (2007). Prevalência de complicações orofaciais em pacientes iranianos com B-Talassemia Major, *Iranian J. Pubic. Health.* **36**(2): 43-6.

178. Amini, F., A. Jafari, L. Eslamian e S., Sharifzadeh. (2007) . Um estudo cefalométrico sobre a morfologia craniofacial de crianças iranianas com P-talassemia major. Hospital Ali Asghar. *J. Dent. Tehran Univ. Med. Sci.* **16**(2):16-24.

179. Mehdizadeh, M., M., Mojdeh e Z., Gholamreza. (2008) . Complicações orodentais em pacientes com P-Talassemia Major. *Dent. Res. J.* 5(1): 17-20.

180. Hashemipour, M. S. e M., Ebrahimi. (2008). Disformação orofacial em doentes com talassemia encaminhados para o Kerman *S JIB.* **5**(3): 185-193. .

181. Tejavathi , N., N. Umashrea, R. D., Achut, S. N., Sharkaran. (2011). P-talassemia major: Um relato de caso. *J. Inter. Oral Health* **5**:76-73

182. Chakraborty e S. P., Basu. (1971). Observações sobre as alterações radiológicas dos ossos na síndrome da talassemia. *J. Ind. Med.lAsso.* **57**: 90-95 224.

183. Cianciulli, P. (2008). Tratamento da sobrecarga de ferro na talassemia Pediatr Endocrinol Rev 6 Suppl 1: 208-213

184. Cutando, A. (2000) .Talassemia e suas implicações dentárias. *Medicina Oral.* **7**: 36-45.

185. Dover, A. S. e M. G., Schultz. (1971): Transfusion-induced malaria. *Transfusion* . **11**(6):353-357.

186. Najem, G. R. e Sulzer, A. J. (1976): Transfusion-induced malaria from an asymptomatic carrier. *Transfusion.* **16**(5):473-476.

187. Joishy, S. K. e C. G., Lopez. (1980): Transfusion-induced Malaria in a splenectomized P-thalassemia major patient and review of blood donor screening methods. *Am. J. Hematol.* **8**: 221-229.

188. Willcox, M., A., Bjorkman, J., Brohult, P. O., Pehrson, L., Rombo e E., Eengtsson. (1983):A case-control study in northern Liberia of *Plasmodium falciparum* malaria in hemoglobinr S and beta-thalassaemia trait. *Ann. Trop. Med. Parasitol.* **77**: 239-246.

189. Black, J., M., Hommel, G., Snounou e M., Pinder. (1994). Infecções mistas com *Plasmodium falciparum* e *P. malariae* e febre na malária. *Lance t.* **343**: 1095.

190. Williams, T. N.,   K., Maitland, S., Bennett, M., Ganczakowski, T. E., Peto, C. I., Newbold, D. K., Bowden, D. J., Weatherall e J. B., Clegg. (1996): Alta incidência de malária em crianças talassémicas. *Nature.* **383**: 522-525

191. Aach, R. D., C. E., Stevens, F. B., Hollinger, J. W., Mosley, D. A., Peterson, P. E., Taylor, R. G., Johnson, R. G., L. H., Barbosa e G. J., Nemo. (1991): Infeção pelo vírus da hepatite C em Hepatite pós-transfusional: Uma análise com ensaios de primeira e segunda geração. *N. Engl. J.Med.* **325**(19): 1325-1329.

192. Sumathy, S., S. P., Thyagarajan, R., Latif, N., Madanagopalan, K., Raguram, P., Rajasambandam *et al.* (1992). Um ensaio de imunoabsorção enzimática de ligação por vareta para o serodiagnóstico de infecções por vírus da hepatite B e delta. *J. Virol.Methods.* **38**(1): 145-152.

193. Ali. N., M., Nadeem, A., Qamar, A. H., Qureshi e A., Ejaz, A. (2003): Frequência de anticorpos contra o vírus da hepatite C em dadores de sangue no hospital militar combinado de Quetta. *Pak. J. Med. Sci.* **19**(1): 41-44.

194. Muhammad, Y., K., N., Hassan, L., Ikram, H. A., Naseem, M., F., Zaheer e M. F., Khan. (2004). Seropositividade do vírus da hepatite C em doentes com talassemia major transfundidos repetidamente. *Int. J. Pathol.* **2**(1):20-23.

195. Zandieh, B., A., Pourfathollah, H., Galedari, J., Emam e M. A., Jalalifar. (2005): Infeção por vírus transmitido por transfusão (TTV) em doentes talassémicos. *Ir. J. Publ. J. Publ. Health.* **34**(4): 24-28.

196. Al-Salem, A. H., M., Khawaja, V., Al-Fadel, Grant e B., Al-Awami. (1989).

Esplenectomia em crianças com doença falciforme e talassemia. *Ind. J. Pediatr.* **56:** 747-752.

197. Hyder, S. N., U., Kazmi e A., Malik. (2013). Uma avaliação ecocardiográfica da função ventricular esquerda em pacientes com talassemia maior. *J. Pak. Med. Stud. 3* (1):10-15

198. Pepe, A., A., Meloni, P., Pepe, M., Capra, D. G., D'Ascola, M., Santodirocco, P., Cianciulli, V., Caruso, M. A., Romeo, A., Filosa, L., Pitrolo, M. C., Putti, M., Missere, V., Positano, M., Lombardi, P., Ricchi. (2011). Comparação prospetiva do ferro cardíaco e hepático e da função cardíaca por ressonância magnética em pacientes com talassemia major tratados com combinação deferiprona-desferrioxamina versus deferiprona e desferrioxamina em monoterapia 12ª *Conferência Internacional sobre Talassemia e Outras Hemoglobinopatias, 14ª Conferência TIF para Pacientes e Pais,* 11-14 de maio de 227.

199. <u>Rashi, T.</u>, M., <u>Pankaj, S.</u>, <u>Mamta</u> e C. 1 . A., <u>Mahesh.</u> (2010). Talassemia major transfundida múltipla: Manifestações oculares numa população hospitalar *Indian J.Ophthalmol.* **58**(2): 25-130.

200. Cassinerio, E., A., Roghi, P., Pedrotti, F., Brevi, L., Zanaboni, G., Graziadei, *et al.*(2O12). Remoção de ferro cardíaco e melhoria funcional cardíaca por diferentes regimes de quelação de ferro em pacientes com talassemia major. *Ann Hematol.* **91**(9): 1443-1449

201. Pennell, D. J., J. E., Udelson, A. E., Arai, B. E., Bozkurt, A. R., Cohen, R., Galanello (2013). Função cardiovascular e tratamento na talassemia B maior: uma declaração de consenso da American Heart Association. *Circulation.* **128**(3): 281-308

202. Meloni, A., V. Positano, A., Filosa, A., Zuccarelli, S., Campisi, M. P., Caterina, C., Tassi, G., Secchi, M. L., Eliana, R., Michele, S., Armari, L., De Franceschi, G., Restaino, M., Mangione, M., Lombardi, A., Pepel. (2011). Estudo da sobrecarga renal de ferro por t^2 MRI em uma grande coorte de pacientes com talassemia major. *12ª Conferência Internacional sobre Talassemia e Outras Hemoglobinopatias, 14ª Conferência da TIF para doentes e pais,* 11 a 14 *de maio,*

203. Robert J. G., M. M., Cohen; C. M. H., Raoul. (2001). *Syndromes o f the Head and Neck.* Oxford University Press. Pp. 986

204. Stevenson, R. E. (1993). Pagon, R. A., M. P., Adam, H. H., Ardinger, H., S. E., Wallace, E., Stephanie, A., Amemiya, L. J. H., Bean, T. D., Bird, C. R., Dolan, C-To., Fong, eds. <u>*Alpha-Thalassemia X-Linked Intellectual Disability Syndrome (Síndrome de Deficiência Intelectual Ligada ao X).*</u> Seattle (WA): Universidade de Washington, *Seattle.*

205. Medina, C. F., C., Mazerolle Y., Wang, *et al.* (2009). <u>*"Função alteredvisual e sobrevivência de interneurônios em camundongos Atrx knock out: inferência para a síndrome humana".*</u> *Hum. Mol. Genet.* **18** (5): 966-77.

206. Karnon, J., D., Zeuner, J., Brown, A. E., Ades, B.,Wonke e B., Modell. (1991). Life time

treatment costs of P- thalassemia major. *Clin. Lab. Haematol.* **21**: 377-385

207. Khurana, A., S., Katyal, R. K., Marwahs, 2006. Psycological burden in thalassemia *Ind. J. Pediatr.* **73**: 877-80.

208. Bassimitci, S., E.Yucel-Eroglu e M. Akhtar. (1996).Effects of thalassemia major on component of the Oriiofacial complex *British J. of Orthodontics.* **23**:157-162 184.

209. Aminabadi, N. e A. Shir mohamadi. (2006). Avaliação da dimensão dos maxilares e da oclusão de crianças talassémicas com dentição permanente no Hospital Pediátrico de Tabriz. *Shiraz Univ. Den . JS7* (1, 2): 138-145.

210. Hattab, F. N. (2013). Padrões de crescimento físico e desenvolvimento dentário em crianças e adolescentes jordanianos com talassemia major. *J. OralSci.* **55** (1): 71-77.

211. Piomelli, S. e T., Loew. (1991) . Tratamento da talassemia major (anemia de Cooley). *Hematol. Oncol. Clin. North Am.* **5** : 557-69.

212. Louise, L. O., T. S., Sylvia. (2002). Talassemia: Abordagem atual a uma doença antiga. *Pediatr Clin. N. Am.* **49**: 1165-1191.

213. Wolman, I. J., M., Ortolani (1969). Algumas características clínicas dos doentes com anemia de Cooley relacionadas com os horários das transfusões. *Annal N. Y. Acaemy of Science.* **165**: 407-414. 214. Maria- Domenica, C. 55th Annual ASH Meeting abstracts. (2013). Resumo # 3448.

215. Fibach, E., E. A., Rachmilewitz. (2014). A eritropoietina tem um papel no tratamento das hemoglobinopatias B. *Hematol Oncol Clin. North Am.* **28**(2): 249-63

216. Heddle, N. M. (1999). *"Fisiopatologia das reacções transfusionais não hemolíticas. Curr.Opin. Hematol.* **6**(6): 420-426

217. Choat, J. D., R. W., Maitta, C. A., Tormey, S. E. L., Y. Y.Wu (2013) . Reacções transfusionais ao sangue e produtos de terapia celular. In: Hoffman, R., E. J. Jr., Benz, L. E., Silberstein, L. E., Heslop, H. E., Weitz, J. I., Anastasi (eds.) *Hematologia: Basic Principles and Practice.* 6th ed. Philadelphia, PA: Elsevier Saunders

218. Cohen, A. (1990). Estado atual da terapia de quelação do ferro com desferrioxamina. *Semin Hematol.* **27**: 86-90.

219. Pennell, 1. D., J. B., Porter, M. C., Domenica , L. L., Chan, A., El Beshlawy, Y., Aydinok, H., Ibrahim, C. K., Li, V., Viprakasit, M. S., Elalfy, A., Kattamis, G. Smith, D., Habr, G. Domokos, B., Roubert, A., Taher. (2012). Continua a melhorar e normalizar com o tratamento com deferasirox (exjade) por até 3 anos em pacientes com talassemia major.12th *International Conference on Thalassemia and Other Hemoglobinropathies,14th TIF Conference for Patients and Parents,May* 11-

14.,

220. Lall, A., N., Sweeters, V., Ng, D., Haines, L., Neumayr, G., Kurio, P., Harmatz, P., Evans, J., Porter, E., Vichinsky. (2011). Terapia de quelação combinada com Deferasirox e Deferoxamina na talassemia dependente de transfusão. *12ª Conferência Internacional sobre*

Talassemia e outras hemoglobinopatias, 14ª Conferência TIF para doentes e pais, 11 a 16 de maio.

221. Farmaki, K., I., Tzoumari, P., Kolympianaki, F., Panitsas. (2011). Eficácia da quelação combinada oral (deferiprona & deferasirox) em pacientes com talassemia major12th *International Conference on Thalassemia and Other Hemoglobinropathies, 14th TIF Conference for Patients and Parents* May 11-16, 14.

222. Olivieri, N. F., G. M., Brittenham, C, E., McLaren, *et al.* (1998). Quelação de ferro com deferiprona oral em pacientes com talassemia *N. Engl. J. Med.* **339**:1710-1714

223. Deugnier, Y., B., Turlin, M., Ropert, M. D., Cappellini, J. B., Porter, V., Dong, V., Giannone, Y., Zhang, L., Griffel. (2011).12ª *Conferência Internacional sobre Talassemia e Outras Hemoglobinopatias, 14ª Conferência da TIF para doentes e pais,* 11-14 *de maio de* 2011

224. Elalfy, M S., M. M., Saber, A. A., Adly, E. A., Ismail, M., Tarif, F., Ibrahim, O. M., Elalfy. (2015). Papel da vitamina C como terapia adjuvante a diferentes quelantes de ferro em pacientes jovens com P-talassemia major: eficácia e segurança em relação à sobrecarga de ferro tecidual. *Eur J Haematol.* **96**(3) 318-324.

225. Bianco. L., R., Boccaccini, P., Capalbo, G. , Morici, M., Maestro, M., Mandrino. (1986). O papel da vitamina E na terapia da talassemia *PediatrMed Chir.* **8**(1):23-6.

226. Rachmilewitz, E. R. e P. J., Giardina. (2011). Como é que eu trato a talassemia. *Blood.* **118**(13): 3479-88.

227. Thomas, E. D., C. D., Buckner, J. E., Sanders, T., Papayannopoulous, C., Borgna-Pignatti, P., De Stefano. (1982). Marrow transplantation for thalassemia. *Lancet.* *2(8292y.227-* 229.

228. Lucarelli, G., M., Galimberti, P., Palo, A., Emanele, D., Barniani, C., Giardini *et al.* (1990). Bone marrow transplantation in patients with thalassaemia. *N. Engl. J. Med .* **322**: 417421

229. Lucarelli, G., M., Galimberti, P., Polchi. (1993). Transplante de medula em pacientes com talassemia que respondem à terapia de quelação de ferro. *N. Engl. J. Med.* **329**(12):840-4.

230. Thuret, L., C., Galambrun, Y., Bertrand, P., Frange, P., Bordigoni, P., Lutz, V., Mialou, S., Ducassou, F., Bernaudin, G., Miche, C., Badens, C., Pondarre. (2011). Transplante de células estaminais hematopoiéticas (HSC) para beta-talassemia major: a experiência francesa.12ª *Conferência Internacional sobre Talassemia e Outras Hemoglobinopatias, 14ª Conferência TIF para*

231. Propper, R. D., L. N., Button e D. G., Nathan. (1980). New approaches to the transfusion management of thalassemia. *Blood.* **55**: 55-60.

232. <u>Spanos, T.</u>, V., <u>Ladis, F.</u>, <u>Palamidou, I., Papassotiriou,</u> A., <u>Banagi,</u> E., <u>Premetis e C.,</u> <u>Kattamis.</u>(1996).The impact of neocyte transfusion in the management of thalassemia.**70** (4): 217-223

233. Rivella, S.(2015). P-talassemias: doenças paradigmáticas para descobertas científicas e desenvolvimento de terapias inovadoras. *Haematologica.* **100** (4):418-30.

234. Italia K.Y., F. J., Jijina, R., Merchant.*et al.* (2009). Response to hydroxyurea in P- thalassemia major and intermedia: experience in western India. *Clin Chim Ata.* **407**(1-2):10-5.

235. Wilber, A., A. W., Nienhuis, D. A., Pessoas. (211). Transcriptional regulation of fetal to adult hemoglobin switching: new therapeutic opportunities. *Blood.* **117**(15):3945-

236. Perrine, S. P., B. S., Pace, D. V., Faller. (2014). Indução de hemoglobina fetal direcionada para o tratamento de hemoglobinopatias P. *Hematol Oncol Clin North Am.* **28**(2):233-48.

237. Dulmovits, B. M., A. O., Appiah-Kubi, J., Papoin, J., Hale, He M, Y., Al-bed, S. Dider. M., Cloud, S. H., Krautter S. A., Singh. K. H., Chan, A., Vlachos, S. L., Allen, P., Maramband., X., An., P.G., Callagher, N., Mohandas., J. M., Lipton, J. M., Liu, L., Blanc, 2016. A pomalidomida reverte o silenciamento da y-globina através da reprogramação transcricional de progenitores hematopoiéticos adultos. *Blood.* *127* (11):1481-1492. 227.

Agradecimentos

Em primeiro lugar, agradeço a Deus Todo-Poderoso, todas as orações são para ele. Depois disso, darood e salam ao profeta (que a paz esteja com ele), que é o mensageiro de Deus. Deus criou o homem com sabedoria e Loh- o- wal Qalam e ordenou ao homem que aprendesse o conhecimento do universo e também disse que "o homem com educação nunca é igual a um homem sem educação". Além disso, Alá Pak ordenou que o homem se espalhasse pelo universo para aprender e adquirir educação. "Por isso, tomo este estudo para investigação e tento encontrar alguns segredos nele escondidos. Estou feliz por, com a ajuda e a bênção de Deus, ter concluído este estudo.

Estou muito grato a um grande número de pessoas. Dr. Syed Mahmood Haider, Vice-Diretor do KMDC e do Abbasi Shaheed Hospital Karachi, pela sua excelente e constante orientação e preciosa atenção ao longo deste estudo.

Agradeço também à direção do Husaini Institute of Hematology & Thalassemia Centre e da Fatmid

Foundaton and Thalassemia Centre, Karachi. Gostaria de registar os meus humildes cumprimentos à minha mãe Shahnaz Fatima e ao meu pai Prof. Dr. Syed Qaiser abbas pelo seu amor, encorajamento constante e apoio durante este trabalho de investigação. Não tenho palavras para expressar os meus sinceros agradecimentos a todas as minhas irmãs. Um agradecimento especial à minha irmã Azra Abbas e à minha irmã Kiran Abbas, que me encorajam desde a minha infância.

Agradeço sinceramente ao Prof. Dr. Mansoor Ahmed (UOK) pela sua orientação, ao Dr. Uzair (HUDH), ao Dr. Shahbaz (HUDH) pela ajuda nos estudos radiológicos e ao Dr. Zuhaib (FUUAST) pela ajuda na análise estatística. Gostaria de expressar uma palavra especial de gratidão ao Dr. Sarfaraz Husain Jaffry e ao Dr. Saeed do banco de sangue e centro de talassemia Hussani e ao Dr. Zia ur Rahman do centro de sangue e talassemia Fatmid pela sua sugestão, ajuda e colaboração.

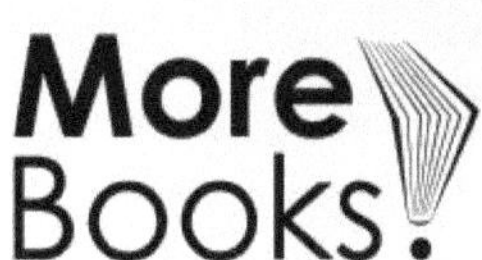

More
Books!

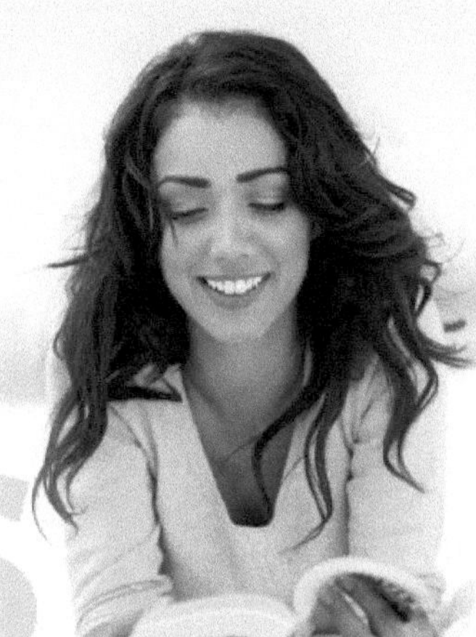

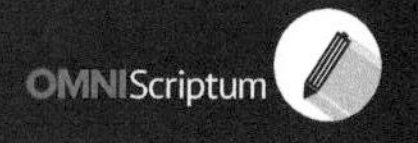

info@omniscriptum.com
www.omniscriptum.com
OMNIScriptum

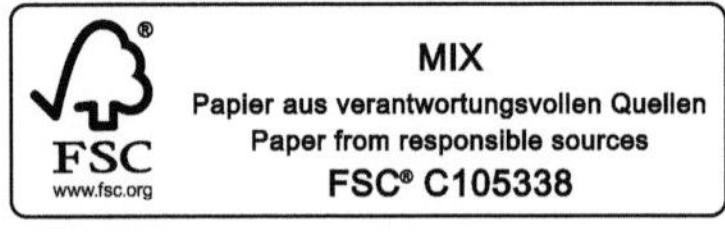

Printed by Books on Demand GmbH, Norderstedt / Germany